비타민신지니의 하는 만큼 빠지는

비타 파워 다이어트

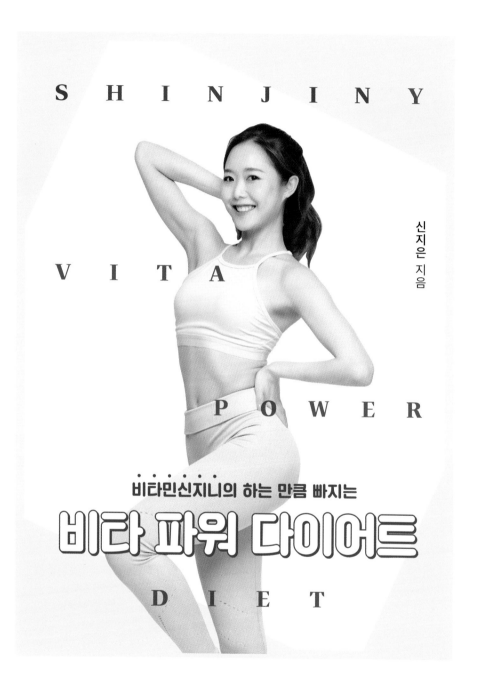

SHINJINY

VITA

POWER

신지은 지음

비타민신지니의 하는 만큼 빠지는

비타 파워 다이어트

DIET

Booksgo

추 천 사

배우 · 남기애

몇 년 전과 비교해 쉽게 접할 수 있는 운동 종목이 많아지고 운동할 수 있는 환경 또한 좋아졌습니다. 그러나 그만큼 정말 좋은 코치를 만나기는 힘들어진 것 같습니다. 보석 같은 신지은 선생님을 만나 건강하게 운동할 수 있는 방법을 배웠습니다. 내 몸을 정확히 파악하고, 따라 하기 쉬운 동작들로 운동의 재미를 알았습니다. 어렵지 않고 쉬운 동작으로 확실한 효과를 볼 수 있는 운동 동작을 끊임없이 연구하고, 문제점을 정확히 집어내 같이 고민하고 아파하는 선생님 덕분에 건강한 생활을 맞이할 수 있었습니다. 이번 기회에 여러분도 저와 같은 경험을 하며 건강하시길 바랍니다.

뮤지컬 배우 · 권한나

배우 생활을 하면서 체력 증진과 다이어트는 늘 저를 따라다녔고, 체중을 줄이기 위해 그동안 잘못된 다이어트를 해온 탓에 다이어트는 어려운 숙제처럼 느껴졌습니다. 그런데 저의 고민을 비타민신지니 선생님과 함께 풀어갈 수 있었습니다. 알아듣기 쉬운 설명과 동작, 유용한 팁들을 아낌없이 알려주신 덕분에 선생님의 에너지를 받아 체력과 정신까지 한층 성장하였습니다. 내 몸이 어떻게 변하는지 살피며 몸과 마음이 건강해지는 다이어트를 계속하려 합니다.

꼬달리 코리아 지사장 · 이상민

운동을 해야겠다고 마음먹었지만 어떻게 시작해야 할지 고민이었습니다. 인터넷 검색 중 우연히 신지은 선생님께서 행복한 모습으로 수업하는 사진을 보게 되었고, 그 에너지를 받으며 운동을 시작하고 싶은 마음까지 생겼습니다. 힘들고 잘못된 다이어트가 아닌 건강한 다이어트는 몸을 탄탄하게 바로잡아주었고, 일상에 지친 마음을 쉴 수 있게 도와주었습니다. 여러분도 비타민신지니 선생님이 전하는 에너지로 비타민처럼 활기찬 시간을 보내길 바랍니다.

국립발레단 소속 발레리나 · 김나연

무용수에게는 몸 관리가 아주 중요한데, 모순적이게도 오랜 기간 춤을 추다보니 몸의 균형이 맞지 않았습니다. 문제를 해결하고자 신지은 선생님을 만나 트레이닝을 받게 되었습니다. 선생님의 섬세한 트레이닝 덕분에 연습에 갈 때마다 몸의 움직임이 이전과 비교해 확연히 달랐고, 춤이 안정적으로 바뀌는 것을 느꼈습니다. 그 덕분에 운동의 중요성을 다시 한번 느낄 수 있었습니다. 이 책을 보는 여러분도 꼭 건강한 시간을 가질 수 있길 바랍니다.

슈퍼모델, 아나운서 · 김효은

신지은 선생님에게서 수업을 받으면서 그녀의 탄탄한 복근과 에너지에 한 번 감탄하고, 그보다 더욱 탄탄한 그녀의 이론과 지성에 반할 수밖에 없었습니다. 동작을 하면서 지금 어디가 힘든지, 어디를 놓치고 있는지를 정확히 간파하는 선생님을 보며 나와 모든 호흡을 함께하고 있다는 느낌을 받았습니다. 또한 몸매 관리에 성공하기 위해서는 더 이상 다른 사람의 다이어트 방법에 솔깃하지 않고, 내 몸을 제대로 알고 즐겁고 건강하게 운동해야 한다는 것을 알았습니다. 나만 알고 싶은 신지은 선생님의 운동 비밀이 책으로 공개되는 순간! 〈비타 파워 다이어트〉는 선뜻 집 밖을 나서기 꺼려지는 요즘 시대에 지친 몸과 마음을 일으켜줄 것입니다.

프/롤/로/그

내가 하는 운동과 식습관은 다이어트가 아니다

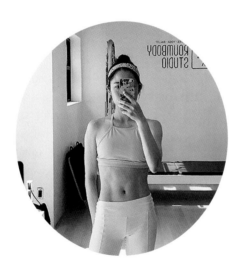

다이어트는 힘들고 지친다. 식단 조절도 해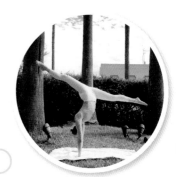
야 하고, 무엇보다 다이어트 성공에는 '운동'
이 따라붙는다. 하루 일과를 소화하는 것만
으로도 정신없이 바쁜데 시간을 내서 운동
까지 해야 한다니. 다이어트가 자꾸만 밀린
과제처럼 피곤하게 느껴진다.

"나 지금 다이어트 중이라서……."

라고 말하며 친구와의 약속을 취소하고 헬스장으로 향하는 사람이
있다. 테이블 위 수많은 음식을 앞에 두고 주춤하는 사람도 있다. 그들
에게 묻고 싶다.
언제까지 스트레스 받아가며 나 자신을 괴롭히는 다이어트를 계속
할 것인가.

지금껏 우리는 스트레스 받는 다이어트를 해왔다.
그렇다면 거꾸로 스트레스를 없애면 우리의 다이어트가 바뀔 수 있
는 것은 아닐까.
스트레스를 재미로 바꾼다면 즐거운 다이어트가 가능하지 않을까.

나는 지금 이 순간에도 즐겁고 행복하게 다이어트를 하고 있다.

어렸을 적부터 무용을 해왔기
에 다이어트를 해결되지 않는 숙제
처럼 끊임없이 달고 살았다. 여러 다
이어트 방법을 시도하며 실패도 많이 겪
었다. 그때마다 다이어트에 대한 스트레스
는 커져만 갔다.

그러나 내 몸을 위해 시작한 다이어트인데, 스
트레스가 내 건강을 다치게 한다면 그것은 분명
잘못된 다이어트였다. 그때부터 다이어트의 정의
를 새롭게 내렸다.

내가 하는 운동과 식습관은 다이어트가 아니다.

말이 안 되는 소리 같아 보이지만, 다이어트를 다이
어트로 인식하는 순간부터 자꾸만 나 자신을 조이게 된
다. 러닝머신 한 시간을 뛰지 못한 것에 마음 한구석이
불편하고, 오늘 하루 먹은 칼로리를 따져보니 죄책감이
든다.

이런 엄격한 잣대는 내려놓고 이제는 건강한 다이어트를 즐겨보자.

헬스장에 가서, 학원에 가서 하는 것만이 운동이라고 생각하지 말고 내 생활 속에 자연스럽게 운동을 녹여보자. 운동이 일상이 되는 순간부터 여러분 삶 곳곳에서 긍정적인 변화를 마주치게 될 것이다.

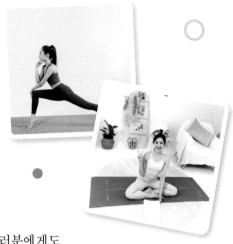

부디 건강한 다이어트를 통해 여러분에게도 기분 좋은 변화가 찾아왔으면 좋겠다.

비타민신지니 **신지은**

SPECIAL THANKS TO

사랑하는 가족들과 하늘에 계신 할머니, 존재만으로도 든든한 나의 오랜 친구들과 동료 강사들, 항상 응원해주는 로움바디스튜디오 선생님들과 회원님들, 함께하는 콜랩 코리아 이재호 팀장님 외 팀원들, 더 빛날 수 있게 도와주시는 홈바 오빠, 진한 실장님, 흥재 쌤. 유튜브를 알게 해주신 소이 씨.
좋은 기회를 주신 북스고 김은숙 이사님과 도연 편집자님.
고맙다는 말로는 부족한 사랑하는 남편.

그리고 누구보다 큰 응원과 사랑으로 이 책이 있기까지 도와준 우리 톡톡이들에게 이 책을 바칩니다.
한 분 한 분 정말 감사하고 사랑합니다!

CONTENTS

PART 02 한 달 동안 완벽하게 빼는 지방 타파 운동

PART 03 **3일 만에 태우는** 집중 타격 운동

팔뚝 부분 운동하기

등 부분 운동하기

배 부분 운동하기

엉덩이 부분 운동하기

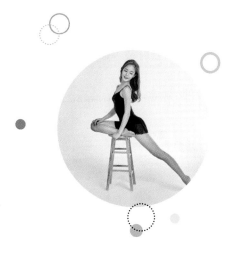

PART 01
당신의 운동은 잘못되었다

비타민신지니쌤의 다이어트 경험을 들려주고, 다이어트에 대한 오해와 궁금증을 풀어줍니다. 건강한 다이어트 성공을 위한 습관과 호흡법, 운동 진후 필수 스트레칭에 대해 알려줍니다.

PART 02
한 달 동안 완벽하게 빼는 지방 타파 운동

오늘부터 30일, 군살 걱정을 해결할 수 있는 맞춤 동작을 소개합니다. 몸의 변화를 관찰하며 운동의 재미를 익히고 싶다면 이 파트에서 추천하는 부위별 동작을 따라 해보세요.

PART 03
3일 만에 태우는 집중 타격 운동

단 3일 만에 다이내믹한 효과를 볼 수 있는 맞춤 동작을 소개합니다. 급하게 살을 빼야 하거나 난이도 높은 동작을 하고 싶다면 이 파트에서 추천하는 동작을 따라 해보세요.

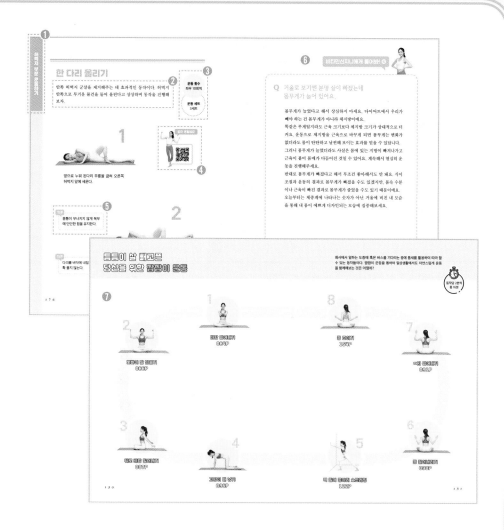

① 운동 부위를 알려줘요.

② 동작 효과와 원리를 알려줘요.

③ 운동 횟수 또는 시간, 세트를 알려줘요.

④ 비타민신지니쌤과 더 많은 동작을
함께해요.

⑤ 동작 시 알아두면 좋은 팁을 알려줘요.

⑥ 다이어트 질문을 모아 비타민신지니쌤이
답해줘요.

⑦ 상황별 효과적인 운동 루틴을 알려줘요.

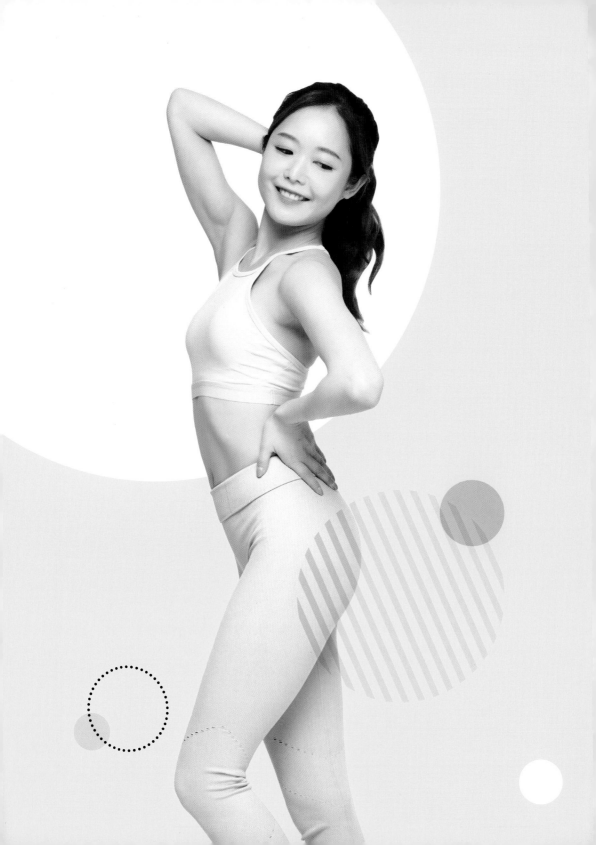

PART 01

당신의 운동은
잘못되었다

운동을 하는 데도
살은 빠지지 않는다

남들은 다이어트에 성공했다며 기뻐하는데, 왜 나만 다이어트에 실패하고 다시 도전할까.

열심히 운동을 하는 데도 불구하고 몸의 변화를 찾을 수 없다면 평소 습관에 문제가 없는지 돌아볼 필요가 있다. 움직이는 양보다 먹는 양이 더 많지는 않은지, 다른 것들로 끼니를 때우다 오히려 식사할 때보다 더 많은 양을 먹고 있는 것은 아닌지 말이다.

살이 찌는 데에는 다 그만한 이유가 있다. 꾸준히 운동하는 데도 살은 왜 빠지지 않고 제자리인지 고민이라면, 다음 네 가지 항목 중 한 가지라도 해당하는 자신을 마주칠 것이다.

8시 이후로 저녁을 먹은 뒤
얼마 지나지 않아 잠을 잔다

낮에는 음식을 많이 먹더라도 우리가 하루 동안 걷고 움직이며 에너지를 소모하는 시간 때문에 자연스럽게 지방이 연소된다. 그러나 늦게 저녁을 먹고 곧바로 잠자리에 들면 소화도 안 될 뿐더러 지방이 우리 몸에 그대로 축적된다.

　지방이 연소되지 못하기 때문에 살이 찔 수밖에
없는 것이다.

　부득이하게 늦은 저녁을 먹었다면 식사를 마치
고 간단한 운동을 한 후 조금 늦게 잠드는 것을 추
천한다.

　나는 저녁 6시 이후 금식으로 정해놓는 경우가 많으나 요
즘은 직업 특성상 8시쯤을 저녁식사 시간으로 정해
놓는 편이다.

　생활 패턴에 따라 하루를 끝내는 시간이 모두 다
르기 때문에 자신의 상황에 맞춰 적당한 시간을 계
산하여 취침시간을 정하길 바란다.

손닿는 곳에
군것질거리가 많다

초콜릿, 과자 같은 군것질거리들은 각종 화학조미료와 함께 살이 찔 수 밖에 없는 성분들로 구성되어 있다. 그래서 일반 식사보다 더 많은 칼로리와 지방이 들어 있다고 보면 된다.

지금 당장, '정말' 단 것이 필요해서 군것질을 하고 있는지 되돌아보자. 입이 심심해서 나도 모르게 자꾸 손이 가는 나머지 과자 한 봉지를 다 비우진 않았는지 말이다.

간혹 밥 대신 군것질로 식사를 대체하는 사람들이 있는데, 그럴 바에는 차라리 일반식을 먹으라고 이야기하고 싶다. 군것질은 먹는 그 순간만큼은 달콤하더라도 포만감이 오래가지 못해 금방 또 다른 음식을 찾게 된다.

기분이 우울한 날 어쩌다 한 번의 군것질은 괜찮다. 하지만 밥을 먹듯 군것질이 주식이 되어서는 안 된다. 살이 찌는 지름길이기에 최대한 멀리하자.

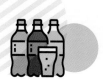

　군것질을 참을 수 없을 때, 나는 주로 요거트 같은 유제품이나 석류 젤리와 같은 건강식품으로 군것질을 한다. 초콜릿이나 과자가 아니더라도 맛있는 건강식품들이 많으니 반드시 군것질을 해야겠다 싶은 날에는 그것들로 식욕을 달래보는 것은 어떨까?

술과 탄산음료를 좋아한다

　술은 말할 것도 없고, 탄산음료는 설탕이 많이 들어가 있어 살 찌우는 데 이만한 것들이 없다. 소위 술배는 정말 빼기 쉽지 않을뿐더러 아랫배를 급속도로 불어나게 만든다.
　이외에도 우리가 술을 멀리해야 하는 이유는 수도 없이 많다.

　살이 찌는 사람들을 보면 대부분 식사 전후로 술을 함께 곁들여 마시는 경우가 많다. 술만 먹으면 그나마 다행이지만, 어떻게 맛있는 안주를 앞에 두고 안 먹을 수 있을까.

　짜고 자극적인 안주는 술맛을 돋운다. 그러나 혀에서 느끼는 만족감과는 반대로 술과 안주를 함께 먹으면 그렇지 않을 때보다 체중이 빨리 늘어난다.

 술을 피할 수 없는 상황이라면 가능한 안주는 최대한 멀리하고, 스스로 마실 술의 양을 정해놓고 마시자.

 술자리 역시 군것질과 마찬가지로 어쩌다 한 번 정도는 괜찮다. 그러나 매일 술과 가깝게 지낸다면 건강을 위해서라도, 그리고 다이어트를 위해서라도 그만두어야 한다.

 노력 없이 살을 빼길 원하는 것은 결단코 욕심이고, 특히 술로 인해 찐 살은 운동량이 눈물겨울 만큼 많지 않은 이상 쉽게 빠지지 않는다.

움직이는 양보다
앉아 있는 시간이 더 길다

 앉아 있는 시간이 길다면 복부나 하체로 살이 밀집되기 쉽다. 오래 앉아 있으면 근육이 힘없이 늘어지고, 몸 안에 음식물이 축적되어 지방만 쌓이게 된다.

이런 경우 최대한 몸을 많이 움직여 에너지를 사용할 수 있는 생활 습관을 가져야 한다.

앉아 있는 동안 틈새 운동을 하는 것도 좋고, 일어나서 혹은 자기 전에 할 수 있는 자신만의 운동을 정해 실천하는 것도 좋은 방법이다.

꼭 해야 할 과제처럼 생각한다면 운동과 친해지기가 더더욱 힘들어진다. 운동을 자연스러운 취미생활로 생각해보자.

살을 빼야 한다는 부담감에 사로잡혀 지레 겁먹기보다는 하루 동안 찌뿌둥했던 몸을 즐겁게 움직인다는 생각으로 운동한다면, 몸뿐만 아니라 정신적인 치유도 얻을 수 있을 것이다.

이 네 가지만 바로잡아도 우리 몸은 충분히 달라질 수 있다.

사실 우리는 살이 찌는 이유를 알고 있다. 하지만 그것들을 외면하고 고치지 않는다면 우리가 목표했던 다이어트는 결국 이번에도 실패로 돌아갈 수밖에 없다.

앞서 말한 내용들을 내 일상에 스며들 수 있게 노력한다면 우리의 다이어트 성공 역시 그렇게 먼 이야기가 아닐 것이다.

누구도 알려주지 않지만
우리는 다 알고 있다

다이어트에 성공하기 위해 이런저런 정보를 알아보고 철저하게 계획을 짜보지만 어째서인지 예상했던 것만큼 성과가 없거나 좌절하고 만다. 맛있는 것도 참고 닭가슴살에 샐러드로 배를 채웠는데, 고생한 만큼 살은 빠지지 않아 속상하기만 하다.

그런 여러분에게 한 가지 묻고 싶다.

평생 닭가슴살과 채소만 먹고 살 수 있는가?

아마도 대답은 '아니오'일 것이다. 극단적인 식단이 결코 쉬운 일이 아니라는 것을 우리는 경험으로 알고 있다.

지금 먹고 있는 양에서 소금씩 줄이며 운동량을 늘려보자. 세상에는 맛있는 음식이 너무나 많고 그것으로부터 얻는 행복은 생각보다 크다.

다이어트는 평생 습관이니 나를 채찍질하며 먹고 싶은 음식을 참지 말고, 운동으로 몸매를 관리하자. 그것이 바로 건강한 다이어트라고 생각한다. 예쁜 몸을 만들려 애쓰다 오히려 스트레스를 받아 몸이 망가지는 다이어트 방법은 선택하지 않았으면 좋겠다.

자꾸만 신경 쓰이는 살 때문에 조급해져 중요한
사실들을 간과한 채 다이어트하는 사람을 종종
본다.
　절대 쉽게 넘기지 말아야 할 다이어트에 대한
사실을 몇 가지 짚어보자.

다이어트는 평생 간다?

　다이어트의 가장 큰 적은 바로 '스트레스'다.
　스트레스를 받으며 다이어트 하면 다이어트가
실패로 돌아올 확률이 높고, 예쁜 몸을 얻으려
다가 오히려 각종 질병만 선물 받게 된다.

　그간 지내오던 생활 패턴과 식습관이
있을 텐데 그것을 하루아침에 바꾸려 하는 것
은 과한 욕심이다. 극단적인 방법으로 식단을 하거
나 단식을 하여 살을 빼는 것이 아닌 생활 습관을 차
차 고쳐나가고, 운동을 통해 건강한 몸을 만들어보

자. 또한 '살을 뺀다'고 생각하기보다는 '건강해지자'라는 생각으로 길게 보는 것이 정신적이나 육체적으로도 좋다.

짧은 시간에 손쉽게 얻은 것들은 그만큼 쉽게 사라지기 마련이다. 따라서 운동을 통해 하루하루 변화하는 내 모습을 천천히 체크해가며 단기간에 확 끊을 생각보다는 천천히 길게 보고 가도록 하자.

다이어트가 스트레스를 받는 힘든 일이 아니라 건강과 행복을 이룰 수 있게 해주는 습관이라고 긍정적으로 생각했으면 좋겠다. 그만큼 몸도 예뻐지고 마음도 더 단단해질 수 있게 말이다.

다이어트는 탄수화물 싸움이다?

하루에 먹어야 하는 성인 권장 칼로리(Kcal)는 통상 2,000~2,500칼로리 정도이다. 성인 남자는 2,500~2,600칼로리, 여자는 2,000~2,400칼로리이다.

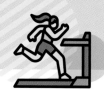

쉽게 말해 이 칼로리보다 적게 먹으면 살이 빠지고, 많이 먹으면 살이 찐다. 운동을 해서 칼로리를 소모하는 데도 살이 빠지지 않는다면 움직이는 소모량보다 먹는 양이 더 많은 것은 아닌지 의심할 필요가 있다.

탄수화물을 적게 먹는 것이 중요하다.
하루 권장 탄수화물의 양은 100~150그램(g) 정도이다. 하루에 밥 두 공기 정도 되는 양을 잘 나누어 먹는 것이 좋다.
권장 탄수화물 양보다 적게 먹으면 다이어트에 도움이 된다. 그렇다고 '탄수화물을 먹지 말아야지.'라고 오해해서는 안 된다.

중요한 것은 골고루 균형 잡힌 식단이지, 탄수화물이 빠진 식단이 아니다.
충분한 운동과 균형 잡힌 식단으로 다이어트 하길 바란다.

유산소 운동?
아니면 근력 운동?

유산소 운동과 근력 운동을 왜 해야 하는지, 둘 중에 어떤 것을 해야 하는지 알고는 있지만 왜 그런지를 묻는다면 정확히 답하기 어려운 사람들이 많을 것이다. 그렇다면 지금부터 집중해보자!

다이어트 할 때 근력 운동은 반드시 필요하다. 예를 들어 한 부위를 열심히 운동하면 그 부위의 근섬유가 갈라진다. 그 갈라진 부분에 몸의 영양소가 찰흙처럼 붙으면서 근육의 부피가 커지게 된다.

우리가 운동 후 음식을 먹으면 영양소들이 근섬유에 가서 붙게 되는데, 아무런 운동도 하지 않고 음식만 먹으면 지방이 몸 안에 그대로 축적된다.
근력 운동을 해야만 지방을 뺄 수 있다. 그래서 다이어트를 할 때 근력 운동은 필수다.

유산소 운동을 하면 심폐 능력이 향상되고 무엇보다 체지방 감량에 도움이 된다.
유산소 운동을 진행할 때에는 에너지원으로 탄수화물, 지방을 이용한다. 지방을 에너지원으로 사용하기 때문에 체지방을 줄이기 위해서는 유산소 운동을 추천한다.

다이어트를 위해서는 본인의 강도에 맞는 운동을 선택하는 것이 중요하다. 근력 운동과 유산소 운동의 양을 적절하게 배분해 진행해야 한다는 사실을 잊지 말자.

어디를 빼고 싶든
시작은 다리부터?

다이어트에 돌입했다면 큰 근육을 공략하는 것이 좋다.

몸에서 가장 큰 근육은 대퇴사두근이라고 불리는 허벅지 근육이다. 때문에 눈에 띄게 몸이 다듬어지는 모습을 확인하고 싶다면, 작은 근육 운동을 하는 것보다는 큰 근육인 하체 위주로 운동을 시작하는 것이 지방을 연소시키는 데 큰 도움이 된다.

체지방을 빼는 것이 목표라면 하체 운동을 위주로 진행하고, 고민이 되는 부위별 운동을 통해 그 부분을 더 자극시키자. 체지방 감량에도, 몸의 라인을 살리는 데에도 큰 효과를 볼 수 있을 것이다.

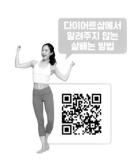

운동을
해야'만' 하는 이유

100세 시대를 살고 있는 우리에게 운동이란 빼놓을 수 없는 생활로 자리 잡았다.

운동은 스트레스를 감소시켜 우울증에 빠지지 않게 도와주며, 허리 디스크, 척추 협착증 등 각종 질병에서 우리를 보호해주기도 한다.

나이가 들수록 근육량은 감소하기 때문에 우리 몸은 점점 쇠약해진다. 자연스러운 현상이라고 하지만 면역력을 강화시켜 질병에 대항할 수 있는 힘을 기르기 위해서는 반드시 근육량을 늘려야 한다.

그것이 우리가 운동을 해야'만' 하는 가장 중요한 이유다.

요즘은 개인의 상황과 여유에 따라 러닝, 필라테스, 요가, 테니스 등 선택할 수 있는 운동 폭이 다양해졌다.

나는 요가, 필라테스, 러닝, 수영 등 여러 운동을 접하며 각각의 운동에 매력을 느끼게 되었다. 운동하는 방법은 모두 다르지만, 운동은 신체의 변화는 당연하고, 정신적으로도 맑고 긍정적인 사고를 할 수 있게 해주었다.

요가

가장 먼저 시작한 운동은 요가였다.

매일 아침마다 아쉬탕가 요가 수련을 하였는데,
매트 위에 서서 정해진 루틴을 진행하면서 나의
일정한 호흡에 귀를 기울이게 되었다.

온전히 나 자신에게 집중하게 되고, 정신적인 치
유를 느꼈다. 하루 중 유일하게 나를 들여다보는 시
간이기도 했으며, 나라는 주체와 더 가까워진 느낌을
받았다.

필라테스

필라테스는 몸이 깨어 있고 내가 살아 있는 느
낌을 받게 해주었다. 척추 하나하나 움직이는
느낌과 몸속 깊은 곳의 근육들에게까지 집중
할 수 있었다.

파워하우스라고 하는 몸의 중심부 근육들이 단단하게 수축되며 연결될 때, 몸의 중심을 시작으로 몸 전체에 에너지가 뻗어나가는 느낌을 받을 수 있었다.

필라테스의 움직임, 그 자체만으로 행복감을 맛볼 수 있었다.

러닝

러닝은 복잡했던 생각들을 잊게 해주었다.

러닝머신보다는 야외 러닝을 선호하는 편이다. 뛰다보면 숨이 턱 끝까지 차서 포기하고 싶어지는 순간이 있는데, 그럴 때마다 마음속으로 '할 수 있다.'를 외치며 목표 지점까지 도달하려 노력했다.

할 수 있다는 주문을 외우며 러닝을 끝내고 나면 약해진 마음이 더 강해지고 단단해져 있었다. 몸뿐만 아니라 마음까지도 긍정적으로 변하게 만들었다.

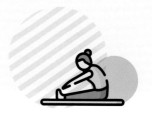

수영

  수영은 잘하지는 못하지만 좋아한다. 처음에는 면역력을 길러 감기에 걸리지 않기 위한 목적으로 시작했는데 언제부터인가 수영을 통해 정신까지 맑아짐을 느꼈다.

  물에 들어가면 주변의 소리는 사라지고, 눈앞에 보이는 모든 것이 차단된다. 물속은 너무나 고요하다.

  수영을 할 때에는 오롯이 내가 가려는 길, 목적지에만 집중하게 된다. 러닝을 뛸 때는 볼을 스치는 바람에게서 힐링을 느꼈다면 수영을 할 때에는 내 몸을 감싸는 물에서 행복감을 느꼈다.

  우리 주변에 행복할 수 있는 순간은 생각보다 무수히 많으며, 그 순간은 굉장히 단순하고 별것 아닌 경우에서 발견하기도 한다.

  사랑하는 사람을 지그시 바라볼 때, 오랜만에 만난 친구들과 수다를 떨때, 그리고 오롯이 나에게만 집중하여 몸을 움직일 때처럼 말이다.

  운동은 억지로 해야만 하는 과제가 아니다. 운동을 통해 나를 아끼고 사랑하는 마음을 가지고 나 자신과 행복한 데이트를 했으면 좋겠다.

제대로 된
운동은 따로 있다

정해진 순서는 없지만 개인적으로 운동 순서를 추천한다면 '마사지—스트레칭—근력 운동'이 가장 이상적이다.

근육이 뭉친 상태에서 스트레칭을 과하게 진행하면 근육이 찢어져 크게 다칠 위험이 있다. 간단한 마사지로 뭉친 근육을 풀고, 스트레칭으로 근육이 놀라지 않도록 준비 운동을 하는 것이 좋다. 그 후 근력 운동을 이어가면 단축되어 있는 곳은 늘어나고, 약화되어 있는 근육은 강화되어 건강한 몸을 만들 수 있다.

유산소 운동은 개인 선택에 따라 근력 운동 전후에 진행하도록 하자.

나는 운동 전 마사지볼 혹은 폼롤러로 굳어 있는 몸 전체를 마사지한다. 뭉친 부분을 중심으로 근육이 부드러워질 수 있게 하되 너무 급하지 않도록 여유를 두고 진행한다.

근육이 풀어지는 느낌이 들면 스트레칭으로 수축되어 있는 근육을 길게 늘려준다. 허벅지 뒤, 척추, 목 주변 근육 등을 꼼꼼하게 스트레칭한다.

시간적 여유가 있는 날이면 요가 동작들로 스트레칭 겸 준비 운동을 진행하는데, 태양경배 자세 혹은 아쉬탕가 요가 순서로 몸을 풀어준다.

그 다음으로 근력 운동을 진행한다. 유튜브 〈비타민신지니〉 채널에서

소개하고 있는 근력 운동처럼 강도 있는 동작들을
통하여 근력을 강화시키거나 필라테스 동작들로
코어가 강화되는 동작들을 진행한다.

'마사지―스트레칭―근력 운동' 순으로 운동을 진
행하면 더할 나위 없이 좋겠지만, 시간이 없거나 개
인의 근력 상태에 맞추어 해당 순서는 바뀌어도 괜
찮다.

체력이 약한 경우라면 무작정 근력 운동을 시작하는
것보다는 마사지와 스트레칭에 더 중점을 두고, 근력
운동은 차차 늘려가는 것을 추천한다. 또한 시간적 여
유가 없는 경우에는 시간이 되는 만큼 자신이 정말
필요하다고 느끼는 부분을 골라 운동을 진행하
길 바란다.

운동으로 빠지는 살,
식단으로 빠지는 살

다이어트를 위해서는 운동과 식단 어느 것 하나 빼놓을 수 없다.

하지만 잊지 말아야 할 점이 있다.

여기에서 말하는 식단이란 '균형 잡힌 식단'을 의미한다. 꾸준한 운동과 균형 잡힌 식단이 이루어져야만 근육량이 많아지며, 자연스럽게 기초 대사량이 높아진다.

원푸드 식단이라든가, 닭가슴살 식단과 같이 극단적인 식단으로 다이어트를 하게 되면 기초 대사량에는 큰 변화가 오지 않는다.

오히려 무리한 식단을 끝내고 일반식으로 돌아왔을 때, 먹은 만큼 그대로 다시 살이 붙을 수 있다. 우리가 그토록 우려하는 '요요'가 올 가능성이 큰 것이다.

나는 식단 관리를 하는 편은 아니다.

예전에 무용을 하던 시절, 입시로 인한 과도한 다이어트로 대학 입학 후 급속도로 살이 찌기 시작했다. 당시에는 다이어트나 운동에 관한 지식이 하나도 없었기에 극단적인 원푸드 다이어트에 도전하기도 했다.

달걀이나 자몽, 샐러드 등으로 식단으로 짜서 다이어트에 돌입했다. 그

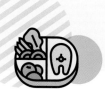

러나 다이어트 일주일 정도가 되자 빈혈 증상과 함께 사소한 것에도 날
카로워지고 성격이 예민해지기 시작했다.

예쁘고 건강한 몸을 위해 시작한 다이어트가 되레 몸을 망가뜨리니 원
푸드 다이어트는 외적 건강뿐만 아니라 내적 건강을 위해서도 좋지 않다
는 판단이 섰다.

다이어트를 할 때 음식 조절은 당연히 빼놓을 수 없는 부분이다. 그러
나 앞서 말한 것처럼 급격하게 양을 줄이는 것이 아닌 지금 먹는 양에서
점차 양을 줄여가며 건강한 식습관을 찾아가는 것이 무엇보다 중요하다.

말처럼 쉽지 않지만, 현재는 가급적 균형 잡힌 식단을 먹으려 노력하고
있다. 또한 음식보다는 운동으로 몸을 관리하려 한다.

식단 관리를 할 때 따로 음식을 정해서 다이어트를 시작하지는 않는다.
대신 먹는 양이 늘어나지 않게 탄수화물의 양을 줄이고 맵고 짠 음식을
멀리하는 것으로 자연스럽게 건강한 식습관을 만들어가고 있다.

나의 식단에서 무엇보다 중요한 점이자 목표는, 스트레스를 받지 않고

건강하고 행복하게 관리하는 것이다. 먹는 것에서 오는 즐거움과 행복의 크기를 알기에 먹고 싶은 것을 애써 참기보다는 먹기 위해 운동을 하는 편이다.

실제로 유튜브 〈비타민신지니〉 채널 영상에서도 치킨이 자주 등장하는데, 거리낌 없이 먹다보니 본래 살이 잘 안 찌는 체질이 아니냐 하는 의혹을 받기도 한다.
그러나 안타깝게도 나는 '살이 찌는' 체질이다.

운동 지식이 없었던 시절 다이어트란 다이어트는 모두 시도해보고, 살이 붙어가는 허벅지를 되돌리고자 슬리밍 젤을 구매해 하루도 빠짐없이 바르며 헛된 기대를 하던 날도 있었다.

살이 찐 모습을 직접 보고, 다이어트 실패를 경험해본 적 있는 나로서는 그 실패들을 발판 삼아 이제는 어떻게 하면 예쁜 몸을 유지할 수 있는지 알게 되었다.

그래서 더욱 낭당하고 확실하게 건강한 식습관과 운동의 중요성을 여러분에게 강조하고 싶다.

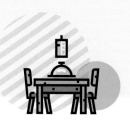

먹는 것에서 오는 행복은 정말 크다. 그 행복을 절대 버리지 말고 여러분 모두 먹는 행복과 운동이 주는 행복, 그 두 마리 토끼를 잡을 수 있기를 바란다.

운동 원리를 알면
내가 원하는 부위만 쏙쏙 빠진다

특정 부위만 빼는 부위별 운동 방법을 '스팟 리덕션Spot Reduction'이라고 한다. 특정 부위 지방을 제거할 수 있다는 뜻으로 쓰이는데, 결론부터 밝히자면 스팟 리덕션은 존재하지 않는다.

'그럼 팔뚝살, 허벅지살 이렇게 부위별로 나눠서 알려주는 이유가 뭔가요?'

분명 이와 같은 질문이 이어질 것이라 생각된다.

이 부분에 대해 간단히 이야기해보자. 우리 몸에 있는 지방과 근육을 살펴보면 근육에 비해 지방이 상대적으로 부피가 더 크다. 그래서 운동으로 지방을 근육으로 바꾸면 살이 빠졌다기보다는 부피가 조금 작아졌다고 볼 수 있다.

반대로 우리 몸에 근육이 없으면 살이 더 두껍고 커 보인다.

특정 부위를 집중적으로 공략하여 운동하면 근육이 생기면서 가늘어 보이는 효과를 준다. 이것이 살이 빠진 것처럼 보이는 것이지, 실제로 스팟 리덕션이 되었다고는 볼 수 없다.

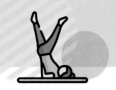

　우리 몸에서 지방이 감소하는 것은 특정 부위가 아닌 몸 전체에서 일어난다. 팔뚝살을 빼고자 한다면 얼굴이나 허벅지살이 같이 빠지게 된다는 말이다.

　팔을 가늘게 만들고 싶다면 전체적인 운동이 이뤄져야 하고, 나아가 예쁜 팔 라인을 만들고 싶다면 전신 운동과 함께 팔 운동을 추가하면 더 큰 효과를 볼 수 있다. 그런 의미에서 부위별 운동을 선호한다.

　선택은 여러분에게 달려 있다. 운동 원리를 알고 어떻게 운동하느냐에 따라 내 몸은 달라질 수 있다.

건강한 다이어트
습관을 만들자

　일상생활 속에서 실천하는 건강한 습관들이 모여 건강한 다이어트를 만든다. 다음으로 내가 실천하고 있는 건강한 다이어트 습관들을 소개해 보려 한다.

아침에 일어나자마자
폼롤러와 땅콩볼로 마사지하기

　아침에 눈을 뜨면 폼롤러와 땅콩볼을 꺼내 마사지로 하루를 시작한다. 이때 중요한 포인트가 폼롤러, 땅콩볼, 매트를 눈에 잘 보이는 곳에 모아 놓는 것이다. 그래야만 침대에서 일어나 다른 길로 새지 않고 곧장 마사지를 할 수 있다.

　폼롤러로 굳어 있는 몸을 풀고, 이어서 땅콩볼로 머리 바로 밑 후두하근과 어깨 주변 견갑거근, 승모근을 마사지한다.
　도구를 이리저리 많이 움직이기보다는 눈을 감은 채 지그시 누르고 있다 보면 자는 동안 과하게 긴장되어 있던 근육들이 이완되면서 개운하고 기분 좋은 하루를 시작할 수 있다.

시간은 15~20분 정도를 할애한다. 여유가 없는 날에는 어쩔 수 없지만 단 5분이라도 아침에 꼭 마사지를 하려 노력한다.

아침에 일어나 혹은
자기 전에 림프절 마사지하기

우리 몸 중 허벅지와 팔뚝에 셀룰라이트가 가장 많이 존재하며, 겨드랑이와 사타구니에는 림프절이 많이 몰려 있다.

림프 순환이 원활하지 못하면 몸 곳곳에 부종이 발생하며 면역력이 떨어지는데, 반대로 림프절을 잘 마사지해주면 지방 분해 호르몬인 '아디포넥틴'이 분비된다.

아디포넥틴이 분비되면 내장 지방으로 가득찬 복부에서 지방을 줄이고, 혈관 속에 떠다니는 나쁜 중성질환과 콜레스테롤도 녹아내리게 만든다.

얼마나 착한지 이 호르몬은 살을 빼줄 뿐만 아니

라 혈당을 낮춰 당뇨를 호전시키며 지방을 태우는 역할까지 맡고 있다. 림프절이 많이 모여 있는 겨드랑이와 사타구니 쪽 마사지를 자주 해주자.

기상 직후 혹은 자기 전에 꼭 림프절 마사지를 습관화하길 바란다.

하루에 네다섯 번
조금씩 음식 나눠 먹기

다들 알고 있는 사실이겠지만, 한 번에 과하게 먹는 것보다 조금씩 자주 먹는 것이 건강에도, 다이어트에도 좋다. 음식을 조금씩 자주 먹으면 소화 기능이 활성화될 뿐만 아니라 당뇨와 같은 각종 질병을 예방하는 데에도 효과적이다.

하루에 음식을 네다섯 번 조금씩 나눠 먹어보자.

남들이 보기엔 '쟤는 매일 먹기만 하나?'라고 생각할 수도 있겠지만 조금씩 꾸준히 먹는 습관은 적은 양에도 포만감을 느낄 수 있게 해준다.

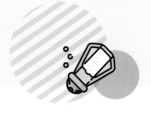

싱겁게 먹기

싱겁게 먹는 것이 좋다는 사실은 알고 있지만 입맛을 싱겁게 바꾸기란 여간 쉬운 일이 아니다. 그럼에도 한 번 더 강조하고자 한다. 짠 음식과 과한 나트륨 섭취는 건강한 다이어트의 적이다.

짠 음식은 갈증을 불러오고, 갈증을 해결하면 신체는 수분을 많이 머금어 외관상으로 살이 쪄 보이게 한다.

나는 가능한 간장, 후추 등의 불필요한 양념을 먹지 않는 편이다. 음식 맛 측면에서 봤을 때 왜 양념을 먹지 않는지 이해되지 않을지도 모르겠다. 그러나 건강 측면에서 보자면 우리가 음식을 먹을 때 꼭 필요하지 않지만 습관적으로 가미해서 먹는 것이 바로 양념이다.
예를 들어 초밥을 먹을 때 굳이 간장을 찍어 먹거나 스프를 먹을 때 굳이 후추를 넣어 먹는 것처럼 말이다.

이미 굳어버린 식습관을 갑자기 바꾸기란 쉽지 않으니 작은 것부터 차근차근 바꾸어보자. 그런 뒤 짠 국물 등의 음식 섭취를 줄이는 것이 효과적이다.

잠깐의 달콤함에 현혹되어 건강을 잃어버리지 않도록 싱겁게 먹고, 열심히 운동하는 습관을 길러보는 것은 어떨까?

최소 주 3회 러닝하기

매일은 아니더라도 최소 주 3회는 러닝을 한다.

유산소 운동은 심폐 능력을 강화시키고, 체지방을 연소시킨다. 체지방이 많거나 몸무게가 많이 나가 고민이라면 러닝과 근력 운동을 함께 진행해보자. 더 큰 다이어트 효과를 볼 수 있다.

또한 러닝은 상쾌한 에너지를 전달해주기 때문에 정신 건강에도 좋다.

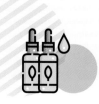

자기 전엔 아로마 오일이나
필로우 미스트 사용하기

잠이 보약이라는 말이 있듯 숙면은 건강한 생활을 하는 데 있어 중요하다.

수면의 양과 질적인 면에서 바라봤을 때, 나는 성인 권장 수면 시간인 7~9시간을 꼭 지키려 노력한다.
또한 건강하고 질 좋은 잠을 위해 자기 전 아로마 오일을 손에 바른다. 그런 뒤 아로마 향기를 맡으며 몇 번 크게 심호흡을 하면 좋은 잠을 자는 데 도움이 된다. 혹은 필로우 미스트를 뿌려 편안하게 잘 수 있는 환경을 만든다.

긴장되었던 몸이 이완되고 편안해지며 수면의 질이 달라진다.
여러분도 부디 오늘 밤 좋은 잠을 잘 수 있기를 바란다.

아침에 일어나자마자,
잠들기 전 미지근한 물 마시기

일어나자마자 마시는 물은 체온을 높이고, 신진대사를 촉진하여 칼로리를 태우는 역할을 한다. 지방을 분해하고 체지방을 감소시키는 데 효과적이다.

물 온도는 체온보다 약간 낮은, 미지근한 물이 좋다. 찬물을 마시게 되면 차가워진 몸을 보호하기 위해 우리 몸은 지방을 복부에 축적시킨다. 물은 냉장고가 아닌 실온에 놓고 먹는 습관을 기르자.

잠들기 전 수분 섭취는 수면 중 갈증이 생기지 않게 하여 다음 날 몸 상태를 개운하고 가볍게 유지할 수 있게 해준다. 또한 우리가 자는 동안 물은 각 세포에 산소 운반을 도와줘 몸에 활력을 불어넣어준다. 수분 섭취가 피로 해소뿐만 아니라 피부 유지에 탁월한 것은 두말할 것도 없고 말이다.

나는 침대 옆 탁상에 500밀리리터(ml) 물병과 컵을 놓고 잔다. 일어나자마자 손을 뻗으면 닿을 거리에 물을 놓으면 물 먹는 습관이 조금은 쉬

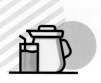

위질 테니 참고하자.

　그보다 물 마시는 것이 어려운 초보자라면 투명한 500밀리리터 물병에 물을 담아 마셔보자. 마실 때마다 줄어드는 물 양이 보이기 때문에 목표 치의 물을 마시는 일이 덜 어려울 것이다.

　여러분도 자신만의 건강한 다이어트 습관을 만들어보자.
　처음에는 다이어트를 위해 굳이 해야 하나 싶은 생각에 힘들겠지만, 꾸 준히 하다 보면 분명 내 몸의 기분 좋은 변화를 느낄 수 있을 것이다.

우리 몸, 제대로 알아야
제대로 빠진다

우리 몸은 650개가 넘는 골격근으로 이루어져 있다. 이 많은 근육이 수축과 이완을 반복하며 움직임을 가능하게 한다.

코어 근육이라고 들어보았는가?

나는 수업을 찾아온 회원님들에게 코어 근육에 대한 강조를 잊지 않는다. 코어 근육은 우리 몸 가장 심층부에 위치해 중요한 역할을 담당하고 있다.

여러 전문가가 입을 모아 '코어 근육'을 강조하지만 정작 많은 사람이 코어 근육이 어디에 있는지조차 모르는 경우가 많다.

만약 지금 이 책을 읽는 여러분 또한 코어 근육에 대해 정확히 모르고 있었다면, 이번만큼은 다이어트를 할 때나 허리가 아플 때마다 가장 중요하게 알아야 할 코어 근육에 대해 제대로 짚고 넘어가도록 하자.

복횡근

복부 근육 중 가장 안쪽에 위치해 몸통을 전체적으로 둘러
싸고 있어 안정성에 관여하는 코어 근육이다. 복대 근육,
코르셋 근육이라고도 불린다.

복횡근을 강화하면 허리와 골반이 안정되고 디스크
를 예방할 수 있다. 반대로 복횡근이 약해지면 보상
작용으로 허리나 승모근 등 다른 근육이 과하게 수
축되어 몸의 불균형이나 통증을 야기할 수 있다.

운동 동작을 따라 할 때 불필요한 곳에 긴장이 많
이 들어간다면 복횡근이 약화된 것은 아닌지 의심
해볼 수 있다.

횡격막

호흡에 참여하는 가장 중요한 호흡 근육 중 하나가 바로 횡격막이다.

갈비뼈 안쪽에 돔처럼 감싸져 있으며 숨을 마실 때 횡격막은 아래로 내려가 갈비뼈의 공간을 넓게 만들고, 숨을 내쉴 때 횡격막은 올라오며 공간을 좁게 만든다. 우리가 숨을 쉬고 있는 한 횡격막은 이러한 움직임을 반복한다.

횡격막이 잘 수축되면 들숨 시 자연스럽게 배가 먼저 부풀어 오르고 가슴이 들린다. 하지만 허리 통증이 있거나 호흡이 잘 되지 않는 사람들은 가슴이 먼저 들리게 된다. 이유는 횡격막을 잘 사용하지 못한 채 숨을 쉬기 때문이다.

통증을 완화시키고 올바른 근육의 작용을 위해서는 올바른 호흡 연습이 필요하다.

다열근

등 뒤에 위치한 심부 근육이다. 자주 들어보았을 척주기립근, 광배근보다도 더 깊이 존재하여 척추를 안정적으로 잡아주는 역할을 한다. 디스크, 요통 환자들에게 중요한 근육 중 하나이다.

평소에 목과 어깨 통증이 심했던 분들이라면 다열근 강화가 필요하다.

골반기저근

회음부 밑을 받치고 있는 골반 안정화 근육이다. 방광, 장기 등을 받쳐주는 역할을 한다.

출산 경험이 있는 여성이라면 남성보다 골반기저근이 약해져 있을 수 있다.

골반기저근 강화 운동은 요실금, 산후에도 효과적이다. 출산을 하지 않았더라도 장시간 앉아 일하는 직장인들에게서 특히나 골반기저근이 빠르게 약화되는 경향을 보이니 골반기저근 강화 운동을 하는 것이 좋다.

소변을 서서히 참는 느낌으로 근육을 수축시키면 골반기저근을 사용할 수 있는데, 근육의 수축과 이완을 반복하며 골반기저근을 강화시킬 수 있다.

등을 구부려 꼬리뼈를 깔고 앉는 자세를 자주 하거나 앉을 때 무릎 사이가 많이 벌어지는 사람이라면 더 늦기 전에 골반기저근 강화 운동을 해보자.

네 가지 코어 근육은 무엇 하나 빼놓을 수 없기에 반드시 관리가 필요하다. 코어 근육은 필라테스 호흡법만 제대로 인지하고 있어도 충분히 강화시킬 수 있다. 이 책을 읽는 사람들이라면 코어 근육의 중요성을 인지하고 코어 근육 강화에 힘쓰면 좋겠다.

운동 전
짚고 넘어가기

코어 근육을 튼튼하게 만드는 흉곽성 복부 호흡법, 혹은 필라테스 호흡이라 불리는 호흡법에 대해 소개한다. 올바르게 호흡하면 운동 효과가 증가하는 만큼 호흡법을 제대로 숙지하고 넘어가도록 하자.

운동 전후로 따라 하면 좋은 열 가지 필수 스트레칭 동작도 소개한다. 스트레칭은 근육을 이완시켜 운동 중 발생할 수 있는 부상을 방지해주는 만큼 동작을 순서에 따라 열심히 진행하면 운동 효과도 높일 수 있다.

코어 근육을
강화시키는 호흡법

숨을 코로 들이마시는 이유는 코 속에 비강이라고 하는 넓은 공간이 있어 입으로 마시는 것보다 더 많은 숨을 들이마실 수 있기 때문이다. 또한 코털이 불순물을 제거해주는 필터링 역할을 하기 때문에 코로 깊게 숨을 들이마시기로 하자.

숨을 마실 때에는 최대한 갈비뼈 사이사이를 부풀리며 양옆과 갈비뼈 뒤로 부풀어지는 느낌을 느끼도록 하자. 이때 복부는 아주 살짝 나오는 정도이다. 복부가 아닌 갈비뼈가 부풀어지는 것이 관건이다.

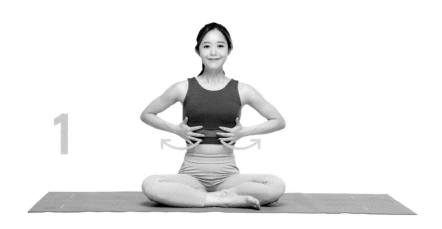

코로 깊게 숨을 들이마신다.

입으로 숨을 내뱉으면 양을 조절할 수 있으며 코로 숨을 뱉을 때보다 더 깊게 뱉을 수 있다.

내쉬는 호흡에는 다시 갈비뼈가 조여지고 배가 납작해짐을 느낄 수 있다. 소변을 서서히 참는 느낌을 가져가면 골반기저근과 복횡근을 함께 수축시킬 수 있다. 다만 입으로 내뱉는 것이 불편하다면 코로 내뱉어도 좋다.

5~10회 천천히 호흡해보자. 처음에는 머리가 조금 띵할 수 있다. 그러나 꾸준히 하다보면 코어 근육이 단단해진다. 모든 동작에서 이 호흡을 한다면 그전과 비교해 쓰이지 않았던 복부 근육과 갈비뼈 사이사이 근육까지 사용하게 되고, 다이어트 효과도 배가 될 것이다.

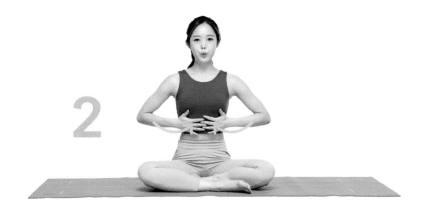

입으로 깊게 숨을 내뱉는다.

목 스트레칭

목 주변 근육을 풀어주며 평소 승모근이 과하게 뭉치는 사람들에게 도움이 되는 동작이다. 목 주변 근육이 충분히 늘어날 수 있도록 동작을 할 때 호흡도 함께 이어가도록 한다.

운동 시간
좌우 10초씩

운동 세트
2세트

TIP
어깨가 들리지 않도록 한다.

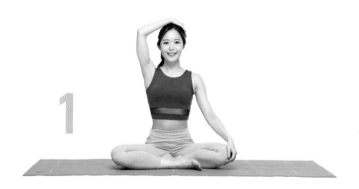

1

앉은 상태에서 오른손으로 머리를 잡는다.

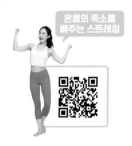

온몸의 독소를
빼주는 스트레칭

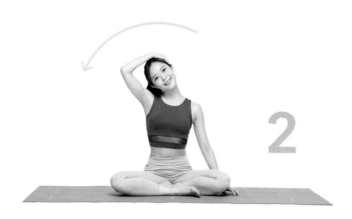

2

호흡을 내쉬며 머리를 오른쪽으로 내린다.

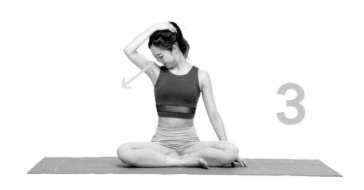

3

제자리로 돌아와 머리를 사선 아래로 내
린다. 반대쪽도 동일하게 진행한다.

인어 스트레칭

척추 사이사이 근육을 풀어주어 허리 부상을 예방하는 데에 좋다.
옆구리 라인을 다듬어주며 상체 운동 전후로 진행하면 좋은 동작
이다. 머리에서 분수가 뿜어져 나온다는 느낌으로 긴 곡선을 상상
하며 동작을 진행해보자.

운동 시간
좌우 10초씩

운동 세트
4세트

TIP
승모근에 과한 긴장이 들
어가지 않도록 한다.

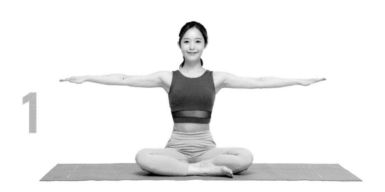

1

앉은 상태에서 양팔을 옆으로 길게 뻗
는다.

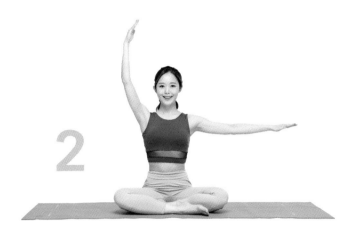

마시는 호흡에 오른팔을 위로 올린다.

TIP
엉덩이가 뜨지 않도록 한다.

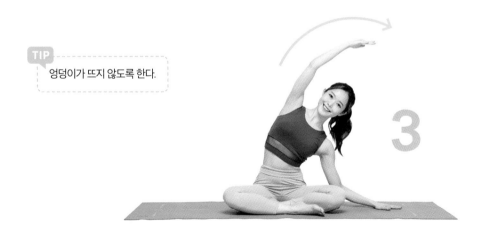

내쉬는 호흡에 상체를 왼쪽으로 내린다.
마시는 호흡에 다시 상체를 세운다.
반대쪽도 동일하게 진행한다.

맷돌 돌리기

굳은 흉추를 다양하게 사용하며 부드럽게 만들어주는 동작이다.
내 몸이 마치 맷돌이라고 생각하며 부드럽게 동작을 진행하도록
하자.

운동 시간
시계, 시계 반대
방향 30초씩

운동 세트
1세트

TIP
엉덩이가 뜨지 않도록 한다.

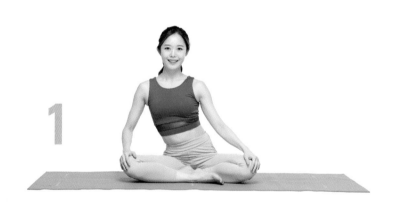

앉은 상태에서 상체를 오른쪽으로 기울인다.

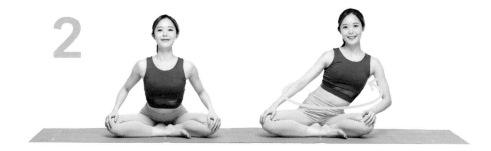

상체를 시계 방향으로 돌리며 원을 그린다.

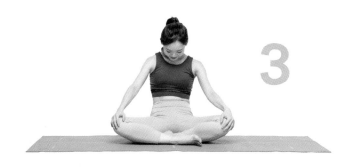

상체를 돌려 뒤로 향한 뒤 제자리로 돌
아온다. 반대 방향으로도 동일하게 진행
한다.

나비 자세

고관절 주변을 부드럽게 풀어주어 골반 교정이나 월경통에 효과
가 좋다. 하체 운동 전후로 하면 좋은 스트레칭 동작이다. 긴장을
최대한 풀 수 있도록 충분히 호흡한 뒤 동작을 진행하면 좋다.

운동 시간
30초

운동 세트
2세트

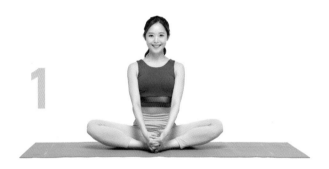

1

발바닥을 붙이고 앉아 양손을 깍지 껴 발
끝을 감싼다.

TIP
양팔을 앞으로 뻗어서도
가능하다.

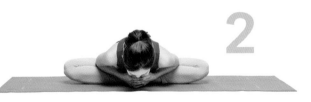

2

내쉬는 호흡에 상체를 숙여 30초 동안
유지한 뒤 천천히 시작 자세로 돌아온다.

척추 비틀기

허리 주변 근육을 풀어주는 동작이다. 운동 전후로 해당 동작을
하면 굳은 척추 주변을 부드럽게 만들 수 있다.

운동 시간
좌우 1분씩

운동 세트
2세트

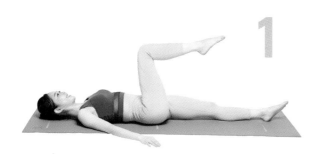

하늘을 바라보고 누워 오른 무릎을 접는다.

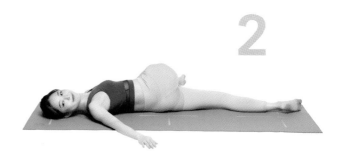

시선은 오른쪽을 향하며 오른 무릎을 왼
쪽으로 넘긴다. 호흡과 함께 1분 동안 유
지한다. 반대쪽도 동일하게 진행한다.

반 박쥐 자세

안쪽 허벅지 근육을 부드럽고 유연하게 만들어주는 스트레칭 동
작이다. 상하체를 이완시켜 상체 라인을 정리하는 데 효과적이다.

운동 시간
좌우 30초씩

운동 세트
2세트

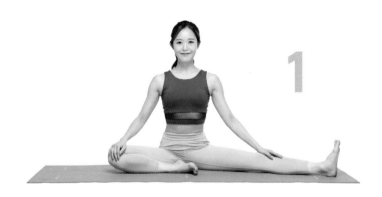

등을 최대한 펴고 앉아 오른쪽 뒤꿈치를 회
음부 쪽에 대고, 왼다리는 옆으로 뻗는다.

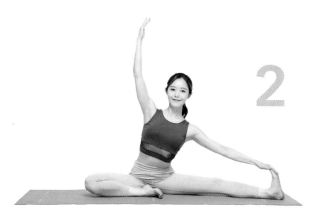

TIP
손이 발끝에 닿지 않는다
면 손을 정강이에 놓는다.

마시는 호흡에 왼손으로 왼쪽 발끝을 잡
고, 오른팔은 위로 뻗는다.

TIP
승모근에 힘이 들어간다면
팔을 더 넓게 벌린다.

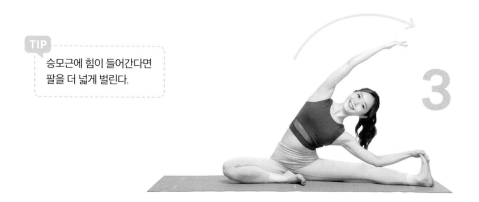

내쉬는 호흡에 상체를 왼쪽으로 숙여 30초
동안 동작을 유지한다. 팔을 내리고 반대쪽
도 동일하게 진행한다.

비둘기 자세

골반 앞쪽에 있는 고관절 굴곡근을 풀어주며 굳어 있는 골반 주변
을 전체적으로 풀어주는 동작이다. 골반 교정에 효과적이다.

운동 시간
좌우 1분씩

운동 세트
1세트

TIP
양쪽 골반이 최대한 정면
을 바라보도록 한다.

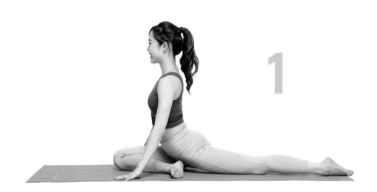

오른쪽 뒤꿈치는 회음부에, 왼다리는 뒤
로 뻗어 앉는다.

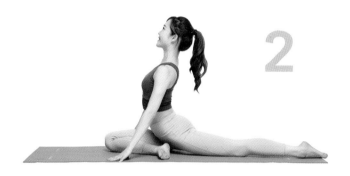

2

상체를 살짝 뒤로 젖혀 30초 동안 유
지한다.

> **TIP**
> 엉덩이 바깥 근육이 발달
> 했다면 그곳에 많은 자극
> 이 올 수 있으나 일반적인
> 현상이니 동작을 자주 진
> 행하여 근육을 풀어주자.

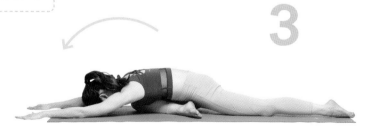

3

양팔을 뻗고 상체를 앞으로 숙인 뒤 30초
동안 동작을 유지한다. 상체를 세워 반대
쪽도 동일하게 진행한다.

고양이 자세

척추 사이사이 근육을 사용하여 굳은 척추를 부드럽게 만들어주는 동작이다. 척추 사이사이에 오일을 발라놓았다고 상상하며 최대한 부드럽게 움직임을 이어가자.

운동 횟수
10회

운동 세트
2세트

TIP
손목에 무리가 가서는 안 된다.

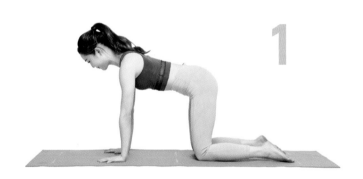

1

어깨 아래에 손, 골반 아래에 무릎을 두어 기어가는 자세를 만든다.

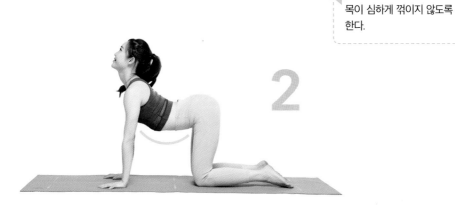

TIP
목이 심하게 꺾이지 않도록
한다.

마시는 숨에 살짝 위를 바라보며 가슴을
활짝 연다.

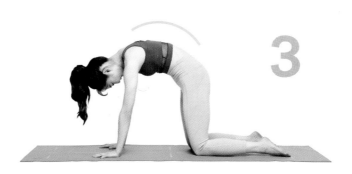

내쉬는 숨에 등을 둥그렇게 만다.

허리 네모근 늘리기

요통이 있는 사람들에게 좋은 동작으로, 틀어진 상체를 바로잡는
데 효과적인 스트레칭 동작이다. 자세 불균형으로 한쪽이 틀어져
있다면 어느 쪽이 더 안 되는지 파악하고, 그 부분을 더 많이 늘리
기 위해 노력해보자.

운동 시간
좌우 30초씩

운동 세트
2세트

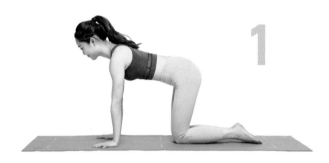

어깨 아래에 손, 골반 아래에 무릎을 두어
기어가는 자세를 만든다.

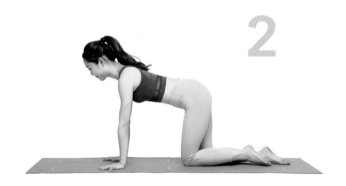

오른발을 반 보 만큼 뒤로 뺀다.

TIP

엉덩이가 과하게 뜨지 않
도록 한다.

3

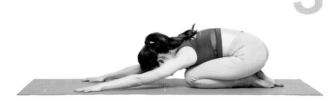

엉덩이를 뒤로 낮춰 앉는다.

TIP

흉곽 옆 부분으로 호흡을
충분히 이어간다.

4

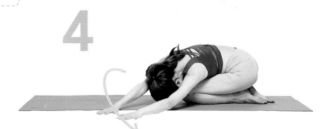

왼손을 왼쪽으로 멀리 보낸다. 오른손은
최대한 왼손 끝에 닿을 수 있게 뻗어 동작
을 유지한다. 제자리로 돌아와 반대쪽도
동일하게 진행한다.

이상근 스트레칭

엉덩이 바깥쪽 근육인 이상근을 부드럽게 풀어 허리 통증까지도
완화시켜줄 수 있는 하체 스트레칭 동작이다.

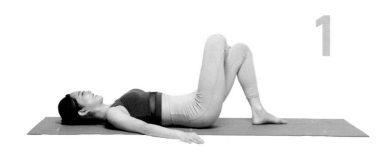

하늘을 바라보고 누워 오른쪽 발목을 세
워 왼쪽 허벅지 위에 올린다.

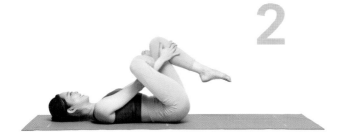

TIP
목이나 어깨에 과한 긴장이
들어가지 않도록 한다.

2

양손을 두 다리 사이로 넣어 왼쪽 허벅지
나 무릎을 잡는다.

TIP
허리가 과하게 말리지 않
도록 한다.

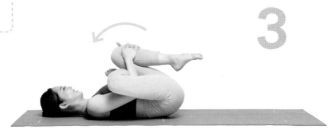

3

호흡을 내쉬며 몸 쪽으로 천천히 다리를
당긴다. 시작 자세로 돌아와 반대쪽도 동
일하게 진행한다.

Q 늦은 시간에 운동해도 괜찮나요?

소모되는 체지방량을 고려해본다면 공복에 하는 운동이 가장 좋아요.

전날 밤부터 다음 날 아침에 일어나기 전까지 아무것도 먹지 않은 공복 상태에서 운동을 하면 우리 몸은 탄수화물을 에너지원으로 사용하게 돼요. 이로 인해 체지방을 더 빨리 없앨 수 있답니다.

그렇다고 해서 저녁에 하는 운동이 좋지 않은 것은 아니에요. 공복 운동이 좋다고 하여 본인의 상황이나 체력에 맞지 않게 억지로 운동을 진행하면 탈이 나서 쉽게 포기할 수 있어요.

무조건 이른 시간에 운동하는 것이 정답은 아니에요. 내게 맞게 실현 가능한 방법을 찾는 게 무엇보다 중요하답니다. 규칙적으로 꾸준히 진행할 수 있는 운동 방법과 시간을 고민하고 내게 맞는 운동 스타일을 찾아보세요.

Q 월경 중에는 어떻게 운동해야 하나요?

많은 분이 월경 중에는 운동을 쉬어야 한다고들 생각해요. 그런데 오히려 월경 중에 적당한 운동을 해주는 게 좋아요.

운동을 하면 우리 몸에서 엔도르핀이 생성돼요. 바로 그 엔도르핀 이 월경 기간에 일어날 수 있는 월경증후군과 같은 우울한 감정을 잊을 수 있게 도와줘요. 그래서 적당한 정도를 유지하며 운동을 해 주는 게 건강에 좋답니다.

그렇지만 다리를 머리 뒤로 넘기는, 요가에서 말하는 쟁기 자세나 머리가 바닥으로 향하는 물구나무 자세 등 거꾸로 하는 동작들은 월경 혈을 역류시켜 생식기에 나쁜 영향을 줄 수 있기 때문에 피 하는 것이 좋아요. 또한 과격하게 몸을 사용하거나 과도하게 체중 을 실어 하는 운동들은 빈혈 증상을 일으킬 수도 있으니 피하도록 해요. 몇 가지 금기 동작들만 피하고 스트레칭이나 적당한 근력 운 동과 유산소 운동 정도는 오히려 도움이 된답니다.

추가로 월경 기간에 딱 붙는 운동복이 부담스럽다면 조금 퍼진, 편 안한 옷차림을 추천해요. 월경 혈이 샐까 봐 부담스럽다면 많은 사 람이 함께하는 공간이 아닌 홈 트레이닝이나 나만의 공간에서 개 인 수련, 운동을 진행하는 것도 방법이에요.

Q 동작을 할 때 뼈에서 소리가 나는데 괜찮나요?

관절에서 소리가 나는 데에는 전문가들의 의견이 분분해요. 의학계에서도 정확히 규명된 사실이 없어요.

지금까지 밝혀진 연구 결과로는 뼈가 부딪힐 때 인대나 건이 미끄러져 관절 안에 기포가 생겼다가 터지며 소리가 나는 거라고 해요. 뼈에서 소리가 날 때 별다른 통증이 없다면 크게 걱정하지 않아도 돼요. 다만 뼈에서 소리가 나기 전까지 동작 범위를 진행하면 된답니다.

그렇지만 혹시라도 통증이 있다면 반드시 전문의에게 상담을 받아보세요. 이를 무시하고 동작 범위를 늘리거나 무리하게 동작을 하게 되면 염증이 생길 수 있어요. 나아가 더 큰 통증으로 이어질 수 있으니 주의하세요.

Q 하루에 운동을 얼마나 해야 할까요?

하루에 정해진 운동량은 없어요.

사람마다 가지고 있는 근력량이나 몸 상태가 제각각 다르기 때문에 본인의 몸 상태를 살피고 그에 맞게 운동 난이도와 시간을 정하면 된답니다.

하지만 약간의 기준을 정해보자면, 무엇을 목표로 운동을 하느냐에 따라 운동량을 설정할 수 있어요. 만약 체력 증진을 목표로 하고 있다면 최소 주 3회 운동하기를 권장하며, 다이어트와 같이 체지방 감소가 목표라면 주 5회 운동을 권장해요.

아직 운동이 미숙한 초보자의 경우 10~20분 정도의 운동 시간을 시작으로 하고, 차차 체력이 좋아지면 1시간~1시간 30분 정도로 시간을 정해놓고 운동하길 추천합니다.

저는 러닝, 필라테스, 요가, 스트레칭, 수영 등 다양한 운동을 즐겨하고 있어요. 어떤 운동을 시작해야 할지 고민하지 마세요. 본인의 난이도에 맞다고 판단되면 어떤 운동이든 상관없어요.

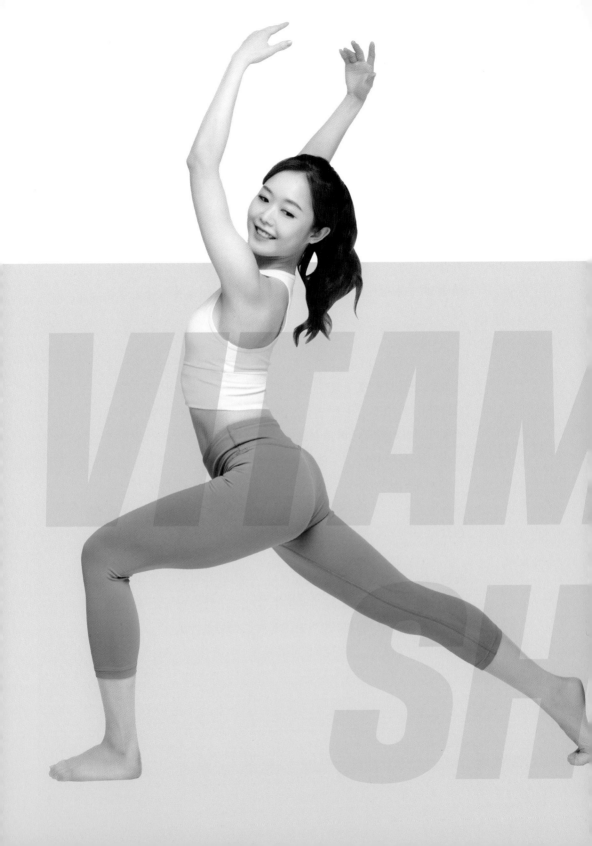

PART 02
한 달 동안 완벽하게 빼는 지방 타파 운동

백조 한 팔 날갯짓하기

볼록한 어깨 승모근 라인을 정리해주며 발레리나 같은 여리여리한 팔 라인을 만드는 데 도움이 되는 동작이다. 발레리나가 무대 위에서 백조를 흉내 내듯 우아하고 부드럽게 동작을 진행해보자.

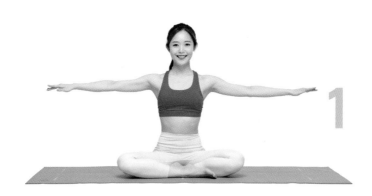

앉은 상태에서 양팔을 옆으로 길게 뻗는다.

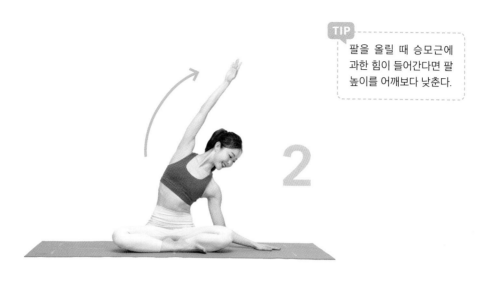

TIP

팔을 올릴 때 승모근에
과한 힘이 들어간다면 팔
높이를 어깨보다 낮춘다.

2

왼쪽으로 고개를 떨어트리며, 마시는 호
흡에 오른팔을 위로 든다.

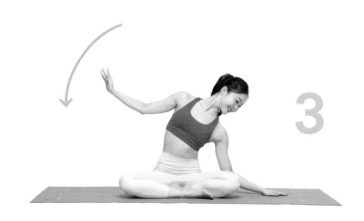

3

내쉬는 호흡에 오른 팔꿈치를 약간 접어
몸 쪽으로 끌어당기듯 내린다. 반대쪽도
동일하게 진행한다.

바람 밀어내기

팔꿈치를 굽혔다 펴며 팔 앞쪽 이두근과 뒤쪽 삼두근을 동시에 사용하는 동작이다. 무거운 물건을 밀어낸다고, 혹은 바람을 밀어낸다고 생각하고 천천히 동작을 진행해보자. 서서히 팔 라인이 슬림해지는 느낌을 받을 수 있다.

운동 횟수
10회

운동 세트
3세트

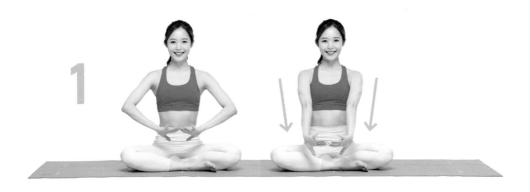

1

앉은 상태에서 양손이 바깥을 향하도록
팔꿈치를 접어 배꼽 앞에 위치시킨다.
내쉬는 호흡에 양손을 앞으로 밀어낸다.

TIP
팔꿈치를 펴낼 때 관절에
무리가 가지 않도록 적당
한 속도를 유지한다.

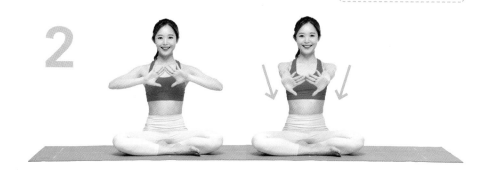

2

마시는 호흡에 양팔을 가슴 앞으로 접는다.
내쉬는 호흡에 양손을 앞으로 밀어낸다.

TIP
팔을 올릴 때 승모근에
과한 힘이 들어간다면 팔
을 약간 벌린다.

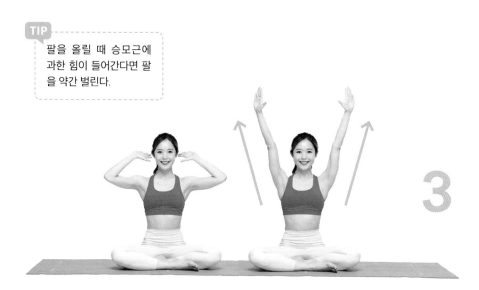

3

마시는 호흡에 양팔을 귀 옆으로 접는다.
내쉬는 호흡에 양손을 머리 위로 밀어낸다.

뽀빠이 팔 만들기

팔과 어깨가 연결되는 부분에 있는 삼각근을 자극시켜 팔의 옆 라인을 다듬어주는 동작이다. 특히 후면 삼각근을 자극시켜 뒤쪽 팔뚝살을 정리해준다. 팔꿈치 밑에 투명 테이블이 있다고 상상하고 팔꿈치로 테이블을 쓸어내자. 또한 양팔을 자석처럼 딱 붙여 모아준다면 팔 안쪽 근육도 사용할 수 있다.

운동 횟수
20회

운동 세트
3세트

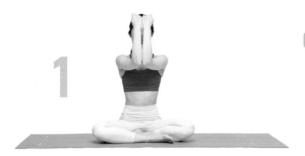

앉은 상태에서 살짝 주먹을 쥐고 팔꿈치를 접어 양손이 얼굴을 바라보도록 한다.

TIP
양 팔꿈치가 같은 선상에서 움직이도록 한다.

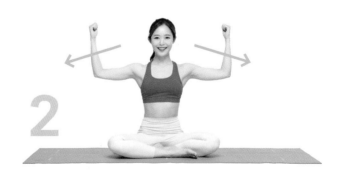

내쉬는 호흡에 몸통을 고정시키고 양팔을 바깥으로 연다.

뒤로 바람 밀어내기

말린 어깨를 열어주며 팔 뒤쪽 군살을 정리하는 데 효과적인 동작이다. 팔뚝살 정리는 물론 천천히 자세 교정을 하는 데 도움이 된다. 손바닥으로 바람을 밀어낸다는 느낌으로 동작을 진행해보자.

운동 횟수
30회

운동 세트
3세트

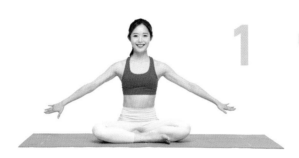

1

TIP
팔꿈치를 펴기 어렵다면 약간 굽힌다.

앉은 상태에서 양팔을 벌려 ㅅ자를 만든다.

TIP
승모근에 과한 힘이 들어간다면 팔 높이를 어깨보다 낮춘다.

2

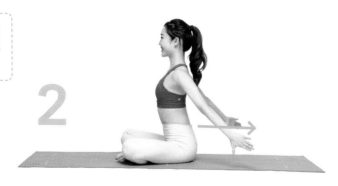

내쉬는 호흡에 양팔을 뒤로 밀어낸다.

팔꿈치 굽히기

팔 앞쪽 이두근을 자극시켜 팔 둘레를 줄이는 데 도움이 되는 동작이다. 팔뚝살을 정리하고 싶다면 이 동작을 빼먹지 말고 진행해보자. 서서히 팔 라인이 잡히는 모습을 확인할 수 있다.

운동 횟수
20회

운동 세트
3세트

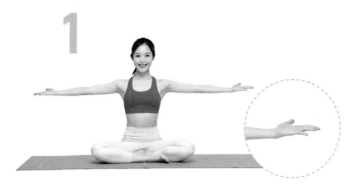

앉은 상태에서 양팔을 옆으로 길게 뻗고
손바닥은 위로 향한다.

TIP
손목만 꺾이지 않도록 한다.

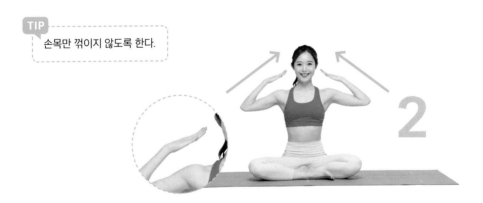

내쉬는 호흡에 양 팔꿈치의 높이를 고정
시키며 접는다.

배구공 밀어내기

팔 뒤쪽 삼두근을 사용하여 축 처진 팔뚝살을 탄탄하게 붙여주는 동작이다. 해당 동작을 계속하다보면 더 이상 고민 없이 무더운 여름날에도 당당하게 민소매를 입을 수 있다. 배구공을 멀리 보낸다는 느낌으로 팔을 펴보자.

운동 횟수
20회

운동 세트
3세트

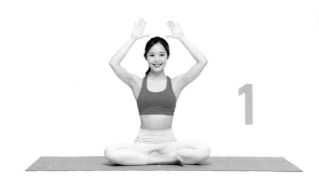

TIP
승모근에 과한 힘이 들어 간다면 손을 눈높이 정도 로 낮춘다.

앉은 상태에서 팔꿈치를 접고 양손을 머리 위로 올려 토끼 귀처럼 만든다.

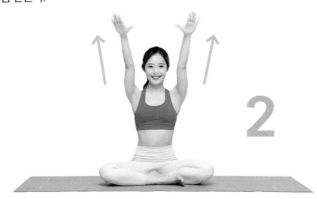

내쉬는 호흡에 빠르지 않게 양팔을 쭉 편다.

등 끌어내리기

올라간 어깨와 굽은 등을 동시에 잡을 수 있는 1타2피 동작이다. 어깨를 내려주는 근육을 사용하는 것이 중요 포인트인 만큼 등 뒤를 최대한 수축시키며 동작을 진행해보자.

운동 횟수
10회

운동 세트
3세트

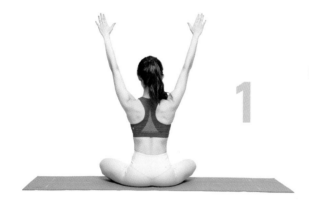

1

TIP
팔을 올릴 때 어깨에 과한 힘이 들어간다면 팔을 약간 벌린다.

앉은 상태에서 양팔을 위로 올린다.

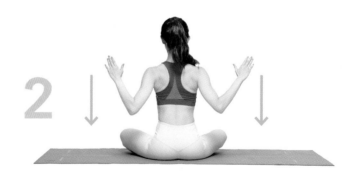

2

팔꿈치를 몸통 옆으로 끌어내리며 등 뒤를 충분히 조인다.

ㄷ자 밀어내기

굽은 등으로 인해 꽉 낀 앞쪽 근육을 늘리고 약화된 등 뒤쪽 근육을 강화시키는 동작이다.

운동 횟수
10회

운동 세트
3세트

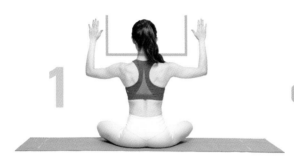

TIP
어깨에 과한 힘이 들어간 다면 팔을 약간 낮춘다.

앉은 상태에서 양팔을 누운 ㄷ자로 만든다.

TIP
동작이 익숙해지면 속도를 높인다.

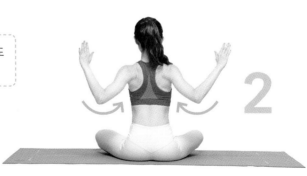

양팔을 뒤로 밀어내며 날개뼈 사이 등 근육을 조인다.

Y 슈퍼맨

상체를 들었다 내렸다 반복하며 어깨 올림근의 반대 근육인 하부 승모근을 사용하는 동작이다.

운동 횟수
10회

운동 세트
3세트

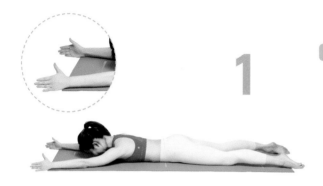

1

TIP
손을 따봉 모양으로 만들면 하부 승모근을 강화시키는 데에 더욱 도움이 된다.

엎드려 누워 다리는 골반 너비로 벌리고,
팔은 어깨 너비로 벌려 앞으로 뻗는다.

TIP
상부 승모근에 과한 힘이 들어가지 않도록 한다.

2

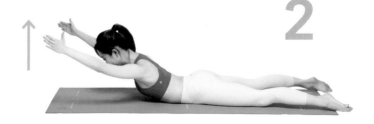

팔을 V자 모양으로 만든 뒤 엉덩이에 힘을 주어 상체를 올렸다 내리기를 반복한다.

뒤로 박수치기

날개뼈 사이의 근육을 반복적으로 수축시켜 두 날개뼈를 모아주며 말린 어깨를 열어주는 동작이다.

운동 횟수
10회

운동 세트
5세트

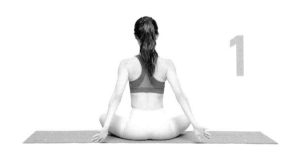

1

TIP
승모근에 과한 긴장이 들어가지 않도록 한다.

앉은 상태에서 양팔을 몸보다 뒤에 위치시킨다.

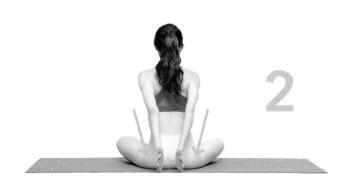

2

박수치듯 양손을 모은다. 소리는 내지 않아도 된다.

양손 깍지 껴서 뒤로 밀아내기

말린 어깨를 펴고 벌어진 날개뼈를 가깝게 만들어 굽은 등을 개선
시키는 데 효과적인 동작이다. 승모근을 끌어내려 쇄골 라인까지
예쁘게 만들 수 있으니 위아래로 팔을 움직이며 등 근육의 자극을
느껴보자.

운동 횟수
10회

운동 세트
3세트

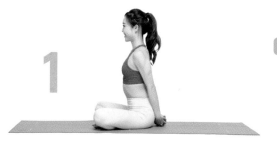

1

TIP
승모근에 과한 긴장이 들
어가지 않도록 한다.

앉은 상태에서 양손을 뒤로 하여 깍지
를 낀다.

TIP
양손을 뒤로 잡기 힘들다
면 수건을 잡고 진행한다.

2

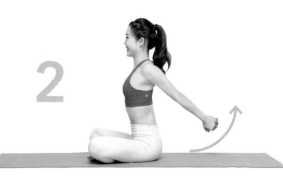

내쉬는 호흡에 양팔을 뒤로 밀어내며 가
슴이 살짝 위를 향하도록 한다.
마시는 호흡에 시작 자세로 돌아온다.

ㄱ자 기울이기

무릎을 90도로 유지한 상태에서 고관절의 움직임만 일어나게 하
는 동작으로, 배 전체를 탄탄하게 만드는 데 효과적이다.

운동 횟수
10회

운동 세트
3세트

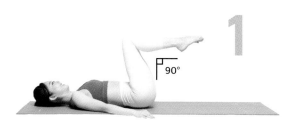

1

90°

하늘을 바라보고 누운 상태에서 양 무릎
을 붙여 90도를 만들어 든다.

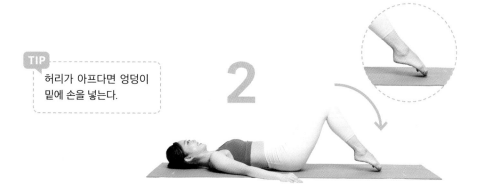

TIP
허리가 아프다면 엉덩이
밑에 손을 넣는다.

2

내쉬는 호흡에 허리가 꺾이지 않도록 복
부 힘을 단단하게 주면서 다리를 아래로
내린다.

고양이 배 넣기

호흡만으로도 불룩하게 튀어나와 있는 복부를 탄탄하게 만들 수 있다. 복부 가장 깊은 곳에 위치한 속근육인 복횡근을 강화시키며 옆으로 퍼진 뱃살을 납작하게 만드는 데 효과가 좋다.

운동 횟수
10회

운동 세트
3세트

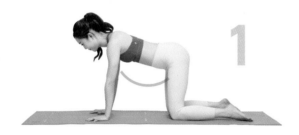

어깨 아래에 손, 골반 아래에 무릎을 두어 기어가는 자세를 만든다. 손바닥으로 바닥을 밀어내며 갈비뼈의 옆과 뒤를 부풀리는 느낌과 함께 호흡을 들이마신다.

TIP
허리가 너무 꺾이거나 굽어지지 않도록 한다.

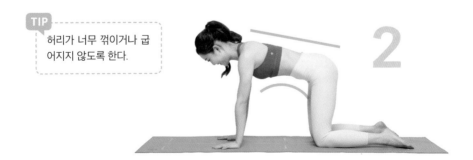

배꼽이 등에 붙는 느낌을 받으며 내쉬는 호흡에 복부를 단단하고 납작하게 만든다.

등 굴리기

척추 뒤를 늘리면서 동시에 복부 근육을 수축시켜 정확히 동작을
진행했을 때 배가 단단해지는 느낌을 받을 수 있다. 척추 뒤 사이
사이가 늘어나는 느낌을 받으며 동작을 진행해보자.

운동 횟수
10회

운동 세트
2세트

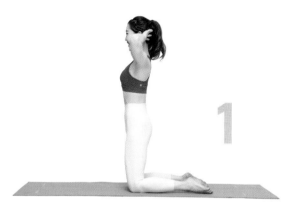

> **TIP** 무릎이 아프다면 무릎 밑
> 에 매트 혹은 담요를 깐다.

무릎을 세우고 다리를 골반 너비로 벌린
다. 양손은 어깨가 올라가지 않는 선에서
머리 뒤에 놓고 호흡을 들이마신다.

> **TIP** 턱 밑에 감귤 하나 정도의
> 공간을 유지한다.

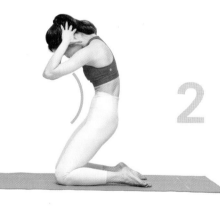

내쉬는 호흡에 배를 납작하게 등으로 붙이
며 상체를 앞으로 둥그렇게 만다.

한 다리 뻗기

두 다리를 교차하여 움직일 때 상체를 바닥에서 들어 올린 후 유
지해 위쪽 복부 근육을 강화시키는 동작이다. 호흡법을 기억하고
함께 진행한다면 겉근육뿐만 아니라 깊은 복부 근육까지 사용하
여 늘어진 뱃살을 탄탄하게 잡을 수 있다.

운동 횟수
10회

운동 세트
2세트

1

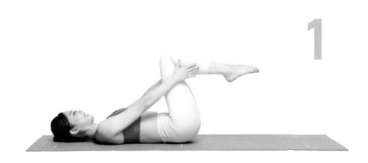

하늘을 바라보고 누워 다리를 바닥에서
띄우고 양손은 다리 바깥쪽에 댄다.

TIP
상체를 세울 때 목이 아
프다면 머리를 바닥에 놓
거나 양손을 머리 뒤에
받친다.

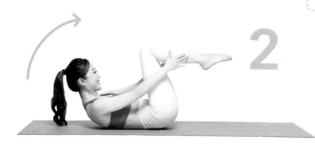

2

내쉬는 호흡에 골반은 고정시키고 상체를
반 정도 세운다.

3

TIP
양손을 편히 무릎 위에 놓
고 진행한다.

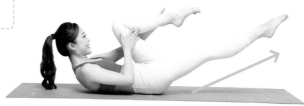

마시는 호흡에 준비하고, 내쉬는 호흡에
한쪽 다리를 앞으로 뻗는다.
한 손은 뻗지 않은 다리의 복숭아뼈 바깥,
한 손은 무릎 안쪽에 댄다. 다리를 교차하
며 동작을 진행한다.

두 다리 뻗기

팔다리가 움직일 때 몸통의 안정성을 지키기 위해 복부에 단단한
힘이 들어가는 동작이다. 갈비뼈 아래부터 엉덩이 라인까지 몸의
중심부를 강화시켜줄 수 있는 동작이다.

운동 횟수
10회

운동 세트
2세트

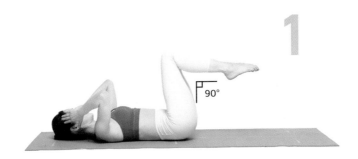

1

90°

하늘을 바라보고 누워 무릎을 붙여 90도
로 만든다. 양손은 팔꿈치를 접어 머리 옆
에 댄다.

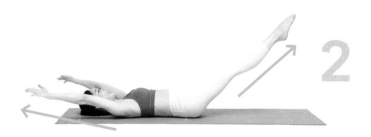

TIP
갈비뼈가 들리지 않을 정
도로 팔을 뻗는다.

마시는 호흡에 다리는 비스듬히 뻗고, 허
리가 과하게 꺾이지 않은 상태로 양팔을
만세하듯 머리 위로 뻗는다.

TIP
· 쉬운 난이도를 원한다
면 머리를 바닥에 놓고
팔다리 움직임만 진행
한다.
· 어려운 난이도를 원한
다면 상체를 바닥에서
띄워 상체 각도를 유지
한다.

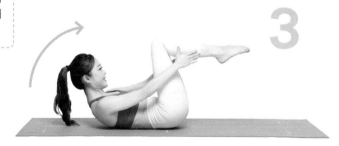

내쉬는 호흡에 양팔로 크게 원을 그린다.
양손을 다리 옆에 닿으며 복부 힘으로 상
체를 든다.

공처럼 구르기

굳어 있는 척추 주변 근육을 마사지하듯 풀어줄 수 있다. 동시에 복부의 단단함을 유지할 수 있게 복부 근육이 사용되는 동작이다. 마치 내 몸이 둥그런 공이 되었다고 상상하며 부드럽게 몸을 굴리자.

운동 횟수
10회

운동 세트
3세트

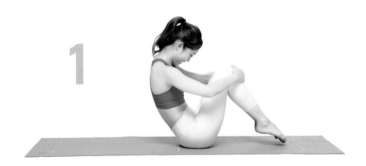

1

앉은 상태에서 다리는 붙이고 양손은
무릎 위에 댄 뒤 상체를 둥그렇게 말아
복부를 수축시킨다.

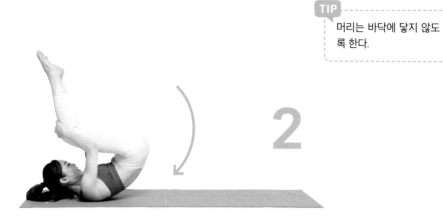

TIP
머리는 바닥에 닿지 않도
록 한다.

2

마시는 호흡에 척추 모양을 유지하며
몸통을 공처럼 뒤로 굴린다.

TIP
시작 자세 그대로 착지할
수 있도록 한다.

3

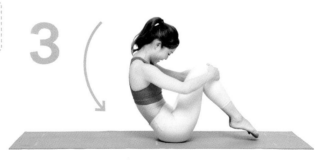

내쉬는 호흡에 반동이 아닌 배에 힘을 주
며 시작 자세로 돌아온다.

옆으로 다리 들어 올리기

엉덩이 옆쪽 근육인 중둔근을 강화시켜주며 허벅지 바깥쪽 라인을 정리하여 승마살을 제거하는 데 효과적인 동작이다. 자칫 엉덩이 근육이 아닌 옆벅지 근육이 사용되지 않도록 정확히 동작을 진행해야 한다. 동작이 끝나면 한 다리 원 그리기(178쪽 참고) 등으로 연결시킬 수 있다.

운동 횟수
좌우 10회씩

운동 세트
3세트

처진 엉덩이
올리는 운동

1

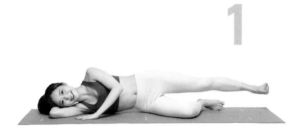

다리가 골반보다 앞으로 오지 않도록 옆으로 누워 오른쪽 무릎을 약간 굽힌다.

2

TIP
어려운 난이도를 원한다면 상체를 세워 무릎으로 지탱한다.

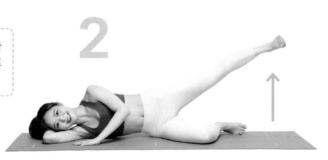

골반을 고정시킨 상태에서 내쉬는 호흡에 왼다리를 들고, 마시는 호흡에 내린다.
반대쪽도 동일하게 진행한다.

조개껍질 열기

엉덩이 바깥쪽 근육인 외회전 근육과 이상근이 사용되어 탄력 없는 엉덩이를 탄탄하게 만들 수 있는 동작이다. 힙딥에 효과적이다. 등 뒤에 벽이 있다는 느낌으로 동작을 진행해보자. 조개껍질이 열리는 느낌으로 다리를 여는 것이 포인트다.

운동 횟수
좌우 10회씩

운동 세트
3세트

1

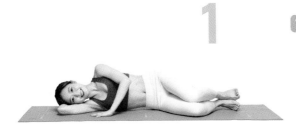

TIP ─ 골반은 정면을 바라보고 고정한 뒤 다리만 움직인다.

옆으로 누운 뒤 무릎을 약간 접는다. 한 손은 머리 아래에, 한 손은 가슴 앞쪽 바닥에 두고 몸통을 고정한다.

2

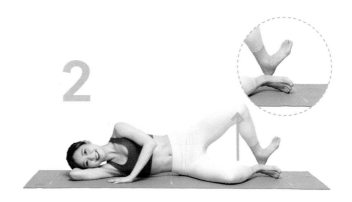

내쉬는 호흡에 오른 무릎은 바닥에 붙인 상태에서 다리를 벌린다. 이때 양 발꿈치는 떨어지지 않아야 한다. 발등은 정강이 쪽으로 당기며 마시는 호흡에 시작 자세로 돌아온다.

105

발로 바람 밀어내기

푹 퍼진 엉덩이를 한곳으로 끌어올려주는 동작이다. 바람을 위로 밀어 올린다는 느낌으로 동작을 진행해보자. 탄력 없고 퍼진 엉덩이를 사과처럼 예쁘게 다듬을 수 있다.

운동 횟수
좌우 20회씩

운동 세트
3세트

TIP
손목이 아프다면 팔꿈치를 바닥에 놓는다.

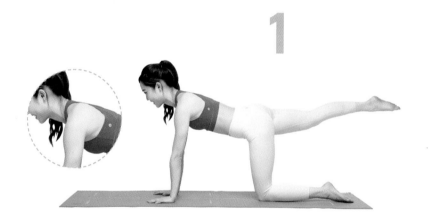

1

기어가는 자세에서 목이 꺾이지 않도록 시선을 멀리 향하며 오른다리를 뒤로 길게 뻗는다.

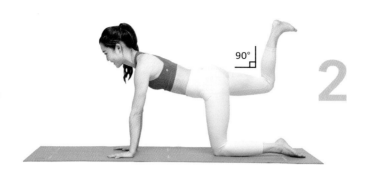

90°

2

마시는 호흡에 발바닥을 위로 향한 뒤 무
릎을 90도로 접는다.

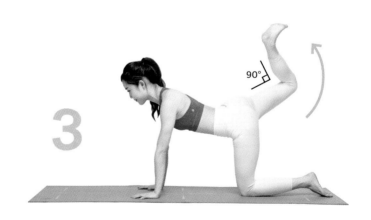

3

90°

내쉬는 호흡에 몸통은 고정시키고 다리
를 위로 올린다. 반대쪽도 동일하게 진행
한다.

시소 타기

발레 동작 중 하나인 에튀튜드를 바탕으로 만들어진 동작이다. 발레리나처럼 탄탄한 다리 라인과 탄력 있는 엉덩이를 만들 수 있는 발레 필라테스 자세다. 몸이 시소처럼 움직인다고 상상하고 동작을 진행해보자.

운동 횟수
좌우 10회씩

운동 세트
2세트

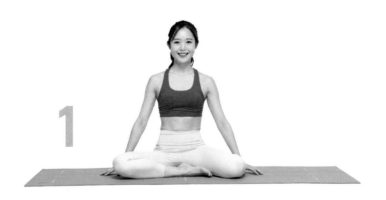

오른다리는 회음부에, 왼다리는 바깥으로
접어 앉는다.

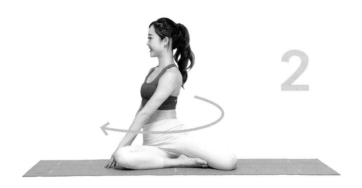

마시는 호흡에 등을 최대한 펴고 몸통을
오른쪽으로 회전시킨다.

TIP

허리 근육으로 다리를 들
면 허리 주변 근육이 뭉칠
수 있다.

TIP

무릎이 펴지지 않아야 하
며, 상체가 과하게 굽거
나 꺾이지 않도록 한다.

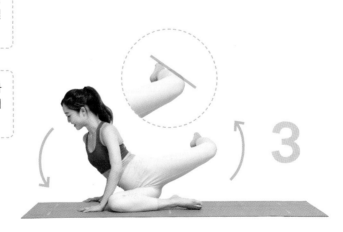

내쉬는 호흡에 발끝이 무릎보다 위로 올
라가지 않도록 뒷다리를 바닥에서 띄우
며, 상체를 약간 앞으로 숙인다. 반대쪽
도 동일하게 진행한다.

두 다리 박수치기

누운 상태에서 두 다리를 공중에 띄워 사이를 벌렸다 오므렸다 반복한다. 이때 엉덩이 근육의 수축과 이완을 통해 힙업 효과를 볼 수 있고, 동시에 안쪽 허벅지를 수축시켜 허벅지 다이어트에도 도움이 된다.

운동 횟수
10회

운동 세트
5세트

1

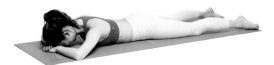

양손을 포개어 손등에 이마를 댄 상태로
엎드리고, 다리는 골반 너비로 벌린다.

TIP
허리가 과하게 꺾이지 않도록 복부에 힘을 준다.

TIP
동작을 리듬감 있게 빠른 속도로 진행한다.

2

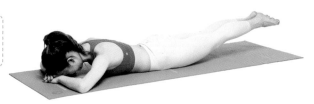

내쉬는 호흡에 무릎이 굽혀지지 않도록
두 다리를 바닥에서 띄운다.

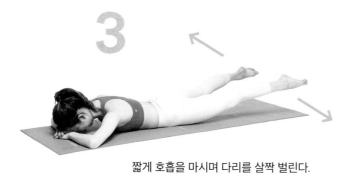

짧게 호흡을 마시며 다리를 살짝 벌린다.

> **TIP**
> 허리가 과하게 꺾인다면 배
> 밑에 수건을 깐다.

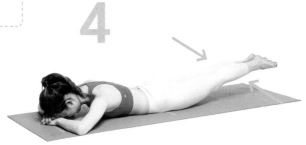

짧게 호흡을 내쉬며 박수치듯 다리를 빠
르게 붙인다.

개구리 발 조이기

처진 엉덩이를 끌어올리고, 동시에 안쪽 허벅지까지 날씬하게 만
들어주는 동작이다. 뒤꿈치 사이에 아몬드가 있다고 상상하고 그
것을 으깬다고 생각하며 동작을 진행해보자.

운동 횟수
10회

운동 세트
3세트

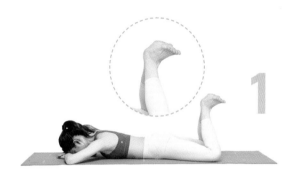

TIP
어깨에 과한 힘이 들어가
거나 허리가 과하게 꺾이
지 않도록 한다.

두 손을 포개 이마에 닿은 채로 엎드린다.
다리는 골반 너비로 벌려 뒤꿈치를 서로
붙이고, 발바닥은 하늘을 향하게 한다.

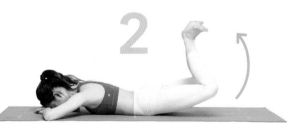

TIP
허리가 아프다면 양손을
골반 앞에 넣거나 무릎을
바닥에서 띄우기 전 단계
까지만 진행한다.

내쉬는 호흡에 발뒤꿈치를 최대한 밀어내
며 무릎을 바닥에서 띄운다. 마시는 호흡
에 무릎을 천천히 내린다.

자전거 타기

다리를 교차하여 자전거를 타는 것처럼 다리를 움직이는 동작이다. 골반 주변 고관절을 풀어줄 수 있다. 무거운 페달을 밟듯 동작을 진행해보자.

운동 횟수
좌우 30회씩

운동 세트
1세트

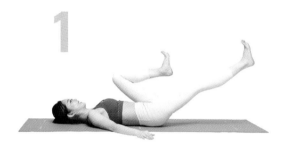

1

하늘을 바라보고 누워 오른다리를 앞으로 뻗고 왼다리는 몸 쪽으로 당긴다.

> **TIP**
> 허리가 꺾이지 않을 만큼 다리를 뻗는다.

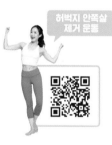

허벅지 안쪽살 제거 운동

> **TIP**
> 안쪽 허벅지에 힘을 주어 무릎이 벌어지지 않도록 한다.

2

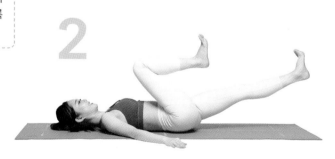

오른다리는 밑으로 접어 몸 쪽으로 당기고 왼다리를 앞으로 뻗는다. 반대 방향도 동일하게 진행한다.

허벅지 가위 치기

서서 진행되는 발레 동작을 바탕으로 만들어진 동작이다. 안쪽 허벅지살을 날씬하게 정리하는 데 효과가 좋다. 허벅지에 가시가 닿아 있다는 느낌으로 동작을 진행해보자.

운동 횟수
좌우 20회씩

운동 세트
1세트

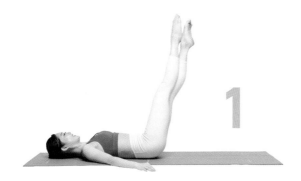

TIP
무릎을 다 펴기 힘들다면 약간 굽힌다.

하늘을 바라보고 누워 두 다리를 길게 위로 뻗는다. 오른다리를 왼다리 앞에 포갠다.

TIP
빠른 박자로 다리를 닿는다.

내쉬는 호흡에 두 다리를 닿으며 동작을 반복한다. 오른다리가 끝나면 왼다리를 앞으로 포개어 반대쪽도 이어간다.

두 다리 열기

안쪽 허벅지 근육을 늘리고 수축하기를 반복하여 다리 라인을 더 길고 매끈하게 만들어주는 동작이다. 허벅지 앞에 벽이 있다고 상상하며 동작을 진행해보자. 또한 다리를 붙일 때 끈적끈적한 본드가 붙었다고 상상해보자.

운동 횟수
10회

운동 세트
3세트

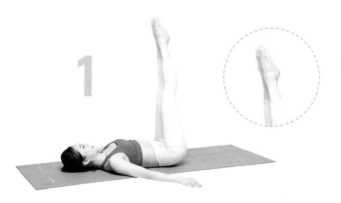

1

하늘을 바라보고 누워 발끝이 천장을 향하도록 두 다리를 위로 길게 뻗는다.

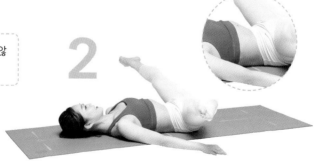

TIP
허리가 과하게 꺾이지 않도록 한다.

2

마시는 호흡에 다리를 가능한 만큼 옆으로 벌린다. 내쉬는 호흡에 다시 다리를 위로 모은다.

115

무릎 길게 뻗기

허벅지 군살을 제거하여 발레리나 같은 다리 라인을 만들 수 있게 도와주는 동작이다. 한쪽 발을 급하지 않게 천천히 올려 펴면서 동작을 진행해하자.

운동 횟수
좌우 30회씩

운동 세트
1세트

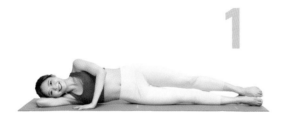

옆으로 길게 눕는다.

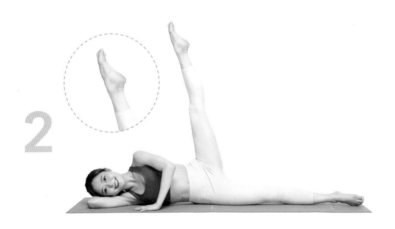

마시는 호흡에 몸통은 고정시킨 채 발끝을 세우며 왼다리를 위로 찬다.

3

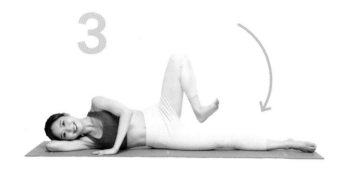

내쉬는 호흡에 왼쪽 무릎을 굽혀 발뒤꿈
치를 몸통으로 당긴다.

TIP
무릎이 안으로 말리지 않도
록 한다.

4

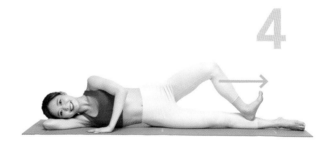

허벅지를 쓸어내린다는 느낌으로 왼다리
를 길게 밑으로 뻗는다. 반대쪽도 동일하
게 진행한다.

무릎 접어 올렸다 내리기

발레 빠세 동작을 응용하여 만든 동작이다. 굳어 있는 고관절을 강화시켜주며, 허벅지 뒤쪽 햄스트링 근육을 탄력 있게 만들어주는 동작이다.

TIP
옆구리 길이가 달라지지 않게 몸통을 고정한다.

1

양손을 골반에 놓고 선 상태에서 발뒤꿈치를 붙이고, 발끝은 45도 바깥으로 향한다. 무릎은 최대한 바깥을 향한다.

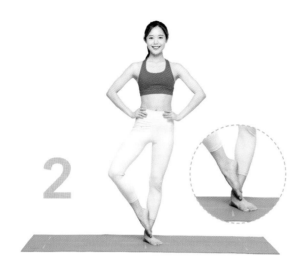

오른쪽 새끼발가락을 왼쪽 발목 앞에
살짝 댄다.

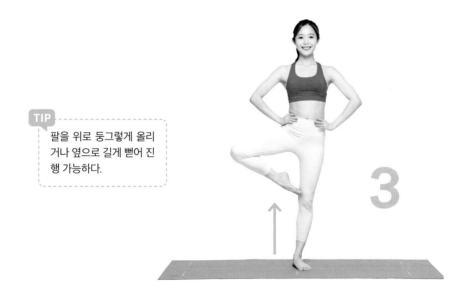

TIP
팔을 위로 둥그렇게 올리
거나 옆으로 길게 뻗어 진
행 가능하다.

내쉬는 호흡에 골반이 들리지 않도록 발
끝으로 허벅지를 쓸어 올리듯 다리를 올
린다. 반대쪽도 동일하게 진행한다.

119

전사 자세

고관절 앞쪽에 붙어 있는 근육을 늘려주고, 동시에 하체 근력을 강화시키는 동작이다. 굽힌 다리는 탄탄하게 강화시키고 뻗은 다리는 골반 앞쪽 근육을 늘려준다. 하체 강화와 허리 통증을 한 번에 잡아주는 데 효과가 좋다.

운동 횟수
좌우 10회씩

운동 세트
1세트

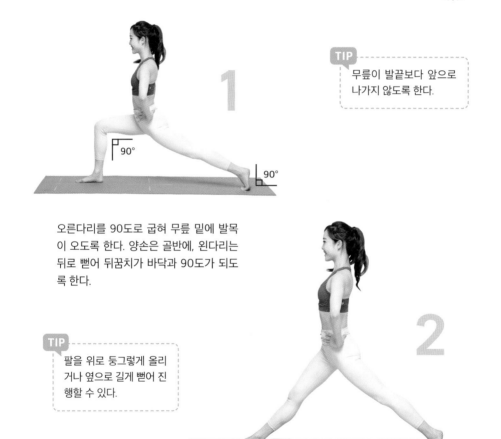

TIP
무릎이 발끝보다 앞으로
나가지 않도록 한다.

오른다리를 90도로 굽혀 무릎 밑에 발목이 오도록 한다. 양손은 골반에, 왼다리는 뒤로 뻗어 뒤꿈치가 바닥과 90도가 되도록 한다.

TIP
팔을 위로 둥그렇게 올리거나 옆으로 길게 뻗어 진행할 수 있다.

마시는 호흡에 천천히 무릎을 편다. 반대쪽도 동일하게 진행한다.

견상 자세

종아리부터 뒷벅지까지 전체 라인을 정리해주는 동작이다. 뒤꿈
치로 바닥을 지그시 눌러주며 종아리가 시원하게 풀리는 느낌을
가져보자.

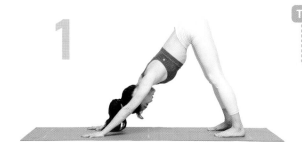

TIP
승모근에 과한 힘이 들어가
지 않도록 한다.

양손은 머리보다 앞, 무릎은 골반 밑에 위치
시킨 뒤 기어가는 자세에서 팔을 쭉 편다.

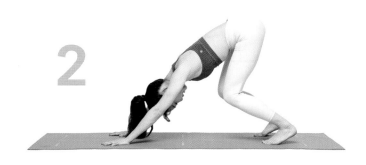

무릎을 굽혔다 펴며 동작을 반복한다.

벽 밀어 종아리 스트레칭

종아리 운동을 하면 알이 뭉친다고 생각하지만, 종아리 근육이 없을 경우 정맥이 바르게 흐르지 못해 부종이 오기도 한다. 근력 운동과 스트레칭을 병행하는 것이 좋은데, 이 동작은 집이나 회사에서도 쉽게 따라 할 수 있는 스트레칭 동작이다. 종아리 뒤쪽을 길게 늘일 수 있다.

운동 시간
좌우 1분씩

운동 세트
1세트

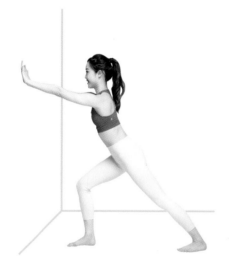

1

양손을 벽에 대고 서서 오른다리는 약간 굽히고 왼다리는 뒤로 뻗는다. 벽을 밀어내며 왼 뒤꿈치를 최대한 바닥으로 누른다.

TIP 한쪽 다리에만 체중이 실리지 않도록 한다.

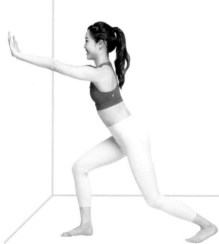

2

왼쪽 무릎을 약간 굽히며 뒤꿈치를 살짝 뗀다. 반대쪽도 동일하게 진행한다.

걸어가는 발

종아리 근육을 짧게 수축하고 길게 늘리기를 반복하며 정맥이 올바르게 흐를 수 있게 해주는 동작이다. 부종 완화에도 효과적이며 종아리 근육을 사용하면서 동시에 발목 강화에도 좋다. 발바닥에 끈적끈적한 껌이 붙었다고 상상하며 동작을 진행해보자.

운동 횟수
10회

운동 세트
3세트

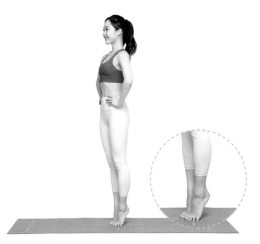

1

양손을 골반에 놓고 선 상태에서 양 뒤꿈치를 든다.

TIP
뒤꿈치가 바닥에 털썩 떨어지지 않도록 한다.

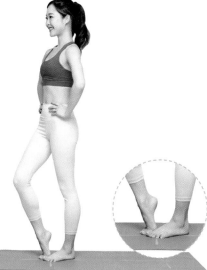

2

한쪽 발바닥은 바닥에 붙이고, 한쪽 다리는 발등을 세운 채로 무릎을 굽힌다. 발을 교차하며 동작을 반복한다.

한 다리 펴서 상체 숙이기

종아리 뭉침을 해결할 수 있는 다리 뒷면 스트레칭 동작이다. 종아리 근육을 풀어주며 유연성까지 얻을 수 있으니 꾸준히 동작을 진행해보자.

운동 시간
좌우 1분씩

운동 세트
1세트

TIP
허리가 둥글게 말리지 않도록 한다.

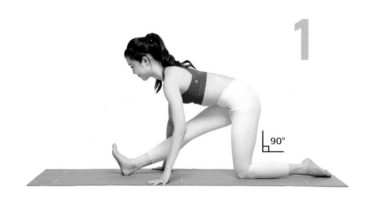

1

기어가는 자세에서 양손 사이에 오른다리를 넣어 앞으로 뻗는다. 발등은 정강이 쪽으로 당긴다. 왼쪽 무릎은 골반과 90도가 되도록 한다.

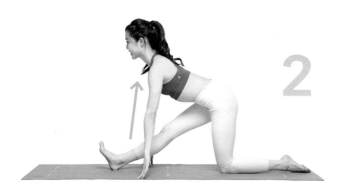

마시는 호흡에 양팔을 쭉 편다.

TIP

허벅지 뒤쪽 근육이 많이 당긴다면 등을 쭉 편 상태로 유지한다.

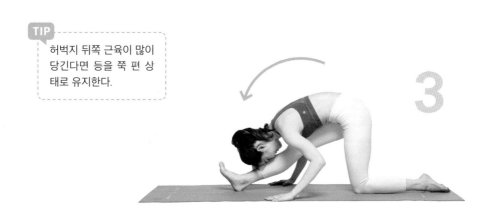

내쉬는 호흡에 상체를 앞으로 숙여 내려 간다. 반대쪽도 동일하게 진행한다.

발목 스트레칭

발레리나들이 자주 하는 스트레칭으로 발목 관절을 사용하여 종
아리 근육을 활성화시켜준다. 발가락만 움직이는 것이 아닌 발목
관절을 정확히 사용해 동작을 진행한다면, 매끈한 종아리 라인을
얻을 수 있다.

운동 횟수
10회

운동 세트
3세트

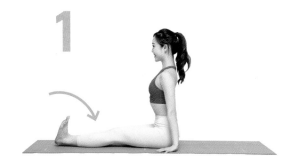

TIP
발바닥 근막이 갑자기 수
축되면 쥐가 날 수 있으니
천천히 진행한다.

두 다리를 앞으로 뻗고 앉아 마시는 호흡
에 발등을 정강이 쪽으로 당긴다.

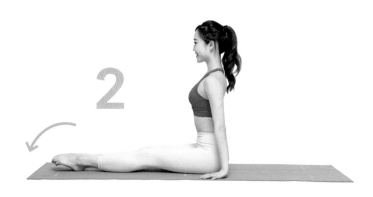

내쉬는 호흡에 발등을 아래로 내린다.

내 생활 패턴에 맞게 운동 시간과 방법을 선택하여
한 달 동안 변화하는 내 몸을 확인하세요.

날짜	시간	팔뚝	등	배	엉덩이	허벅지	종아리

침대 밖은 위험한
당신을 위한 아침 운동

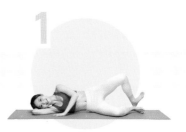

조개껍질 열기
105P

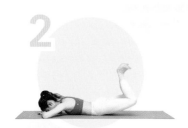

개구리 발 조이기
112P

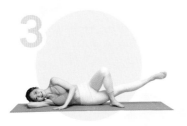

한 다리 원 그리기
178P

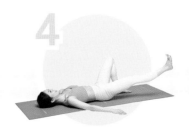

누워서 반달 그리기
182P

이불을 젖히긴 힘들고, 침대 밖을 나서긴 더더욱 힘들고. 침대 밖은 위험한 당
신을 위한 침대 위에서 간단히 누워서 할 수 있는 동작들이다. 찌뿌둥한 아침
을 상쾌하게 시작해보자.

동작당 2분씩
총 16분

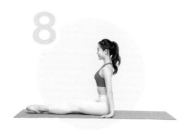

발목 스트레칭
126P

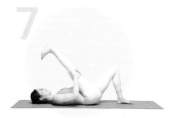

누워서 종아리 당기기
186P

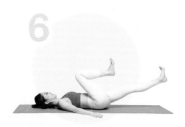

자전거 타기
113P

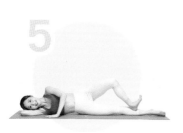

무릎 길게 뻗기
116P

틈틈이 살 빼고픈
당신을 위한 짬짬이 운동

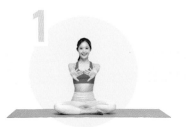

바람 밀어내기
084P

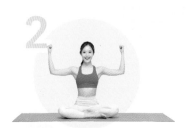

뽀빠이 팔 만들기
086P

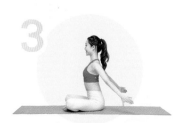

뒤로 바람 밀어내기
087P

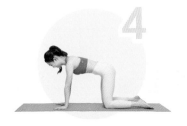

고양이 배 넣기
096P

회사에서 일하는 도중에 혹은 버스를 기다리는 중에 틈새를 활용하여 따라 할 수 있는 동작들이다. 짬짬이 운동을 통하여 일상생활에서도 자연스럽게 운동을 함께해보는 것은 어떨까?

동작당 2분씩
총 16분

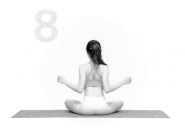

등 조이기
154P

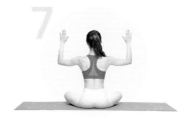

ㄷ자 밀어내기
091P

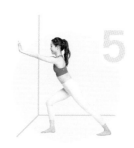

벽 밀어 종아리 스트레칭
122P

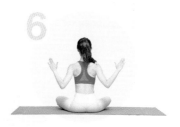

등 끌어내리기
090P

중요한 약속을 앞둔
당신을 위한 라인 교정 운동

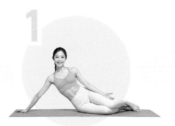

옆으로 팔 굽혀 펴기
142P

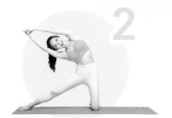

옆으로 권총 쏘기
166P

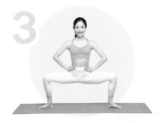

골반 벌려
무릎 굽히기
167P

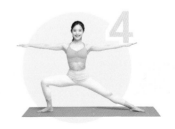

한 다리 접고 무릎 접기
184P

숨어 있는 상체 라인을 살리고 하체를 탄력 있게 만드는 동작들이다. 중요한 약속을 앞두고 있다면 단기간 이 루틴을 통해 숨어 있는 몸매 라인을 되찾아보는 것은 어떨까?

동작당 2분씩
총 16분

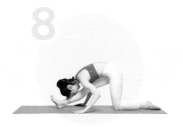

한 다리 펴서
상체 숙이기
124P

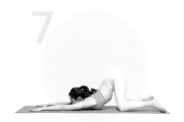

기지개 켜며 움직이기
156P

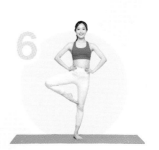

무릎 접어
올렸다 내리기
118P

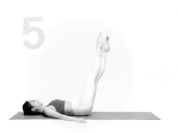

허벅지 가위 치기
114P

Q 운동 후 근육이 더 커지고
두꺼워진 것 같은데 괜찮나요?

혹시 근육이 더 커진 것은 아닌지 걱정되어 근력 운동을 그만두려
한다면 전혀 고민하지 마세요.

장시간 근력 운동 후에는 근육 사용으로 인해 운동 부위가 부어 보
이는 현상이 일어날 수 있어요. 하지만 일시적인 현상이니 걱정하
지 않아도 된답니다.

근력 운동을 열심히 해도 하루 이틀 만에 근육을 크고 두껍게 키울
수는 없어요. 본인 체중 이상의 무게를 들고, 엄청난 운동량이 있
지 않은 이상 근육의 부피를 키우기란 여간 어려운 일이 아닙니다.
근력 운동만으로 근육의 부피가 금방 커진다면 피트니스 대회에서
약물까지 복용하며 몸의 크기를 키우려 하는 사례도 없을 거예요.
따라서 일시적인 현상만을 보고 근력 운동을 하지 않겠다는 건 배
가 나와서 밥을 먹지 않겠다는 말과 같아요.

운동을 통해 부피가 큰 지방을 탄탄하게 만든다면 몸이 더 날렵해
보이는 효과를 얻을 수 있답니다. 그러니 다이어트를 위해서라면
꾸준히 근력 운동을 진행하세요. 또한 근력 운동 전후로 스트레칭
도 빠지지 말고 반복해주세요.

Q 거울로 보기엔 분명 살이 빠졌는데
몸무게가 늘어 있어요

몸무게가 늘었다고 해서 상심하지 마세요. 다이어트에서 우리가
빼야 하는 건 몸무게가 아니라 체지방이에요.

똑같은 무게라도 근육 크기보다 체지방 크기가 상대적으로 더 커
요. 운동으로 체지방을 근육으로 바꾸게 되면 몸무게는 변화가 없
더라도 몸이 탄탄하고 날씬해 보이는 효과를 얻을 수 있답니다. 그
러니 몸무게가 늘었더라도 사실은 몸에 있는 지방이 빠져나가고
근육이 붙어 몸매가 다듬어진 것일 수 있어요. 계속해서 열심히 운
동을 진행해주세요.

반대로 몸무게가 빠졌다고 해서 무조건 좋아해서도 안 돼요. 식이
조절과 운동의 결과로 몸무게가 빠졌을 수도 있겠지만, 몸속 수분
이나 근육이 빠진 결과로 몸무게가 줄었을 수도 있기 때문이에요.
오늘부터는 체중계에 나타나는 숫자가 아닌 거울에 비친 내 모습
을 통해 내 몸이 예쁘게 디자인되는 모습에 집중해보세요.

Q 다이어트 정체기가 왔을 때
어떻게 극복해야 하나요?

다이어트 정체기가 왔을 때 저는 주문을 외웠던 것 같아요.

'가장 예쁜 이 시기에 이런 몸으로 살 수 없어!'

이 말을 마음에 새기며 다이어트 정체기가 왔을 때 극복하고 이겨
낼 수 있었어요. 내가 가장 아름답고 예쁜 시기는 과거도, 미래도
아닌 바로 지금이라고 생각해요.

가장 아름다운 시기인 바로 지금! 준비되어 있지 않은 몸으로 인해
아름다운 나이도, 얼굴도 그 빛을 제대로 발하고 있지 못한다면 그
건 곧 현재 시간을 낭비하고 있는 것이 아닌가 싶어요.

다이어트 정체기가 찾아와 당장이라도 다이어트를 그만두고 싶고,
운동을 포기하고 싶은 생각을 하고 있나요? 그렇다면 지금 제가
한 말을 되새기며 이 시기를 놓치지 말고 더욱 아름답게 가꾸길 바
라요. 나중에 후회한다고 해도 지나간 시간은 절대 다시 돌아오거
나 돌이킬 수 없으니까요.

Q 어떻게 하면 요요가 안 오나요?

요요를 겪지 않기 위해서는 극단적인 다이어트는 금물이에요.

흔히들 시도하는 원푸드 다이어트는 건강에 좋지 않을 뿐만 아니라 몸의 영양 밸런스를 무너뜨려 다이어트 실패 확률을 높이게 돼요. 계속해서 강조하지만 요요가 오지 않기 위해서는 식단에 의존하지 말고 운동과 병행하며 다이어트를 하세요.

꼭 무거운 바벨을 들고 스쿼트를 해야만, 숨이 막힐 때까지 고통스럽게 뛰어야만 운동이 되는 건 아니에요. '이게 어떻게 운동이야?' 싶은 계단 오르기도, 아침에 일어나 기지개 켜는 습관도 소소해 보일지라도 우리 몸을 개운하고 건강하게 만들어주는 운동이에요.

스트레스 받지 않게 나의 생활 속에 조금씩 운동을 녹여보세요. 그러한 생활이 익숙해질 때쯤 어느새 운동의 매력에 푹 빠져 있게 될 거예요.

철저하게 음식을 제한하기보다는 스트레스를 받지 않고 적당히 음식을 줄이며 운동량을 늘리는 것이 요요가 오지 않게 하는 지름길이랍니다.

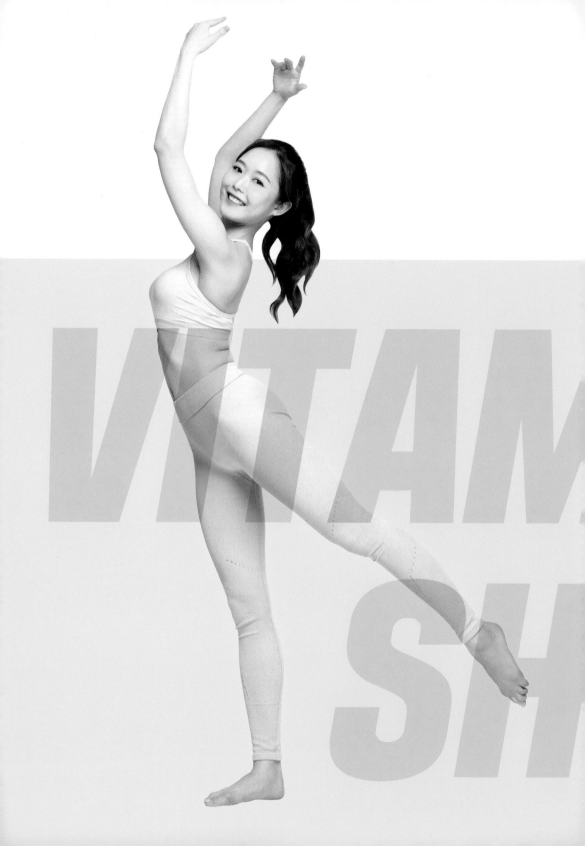

3일 만에 태우는
집중 타격 운동

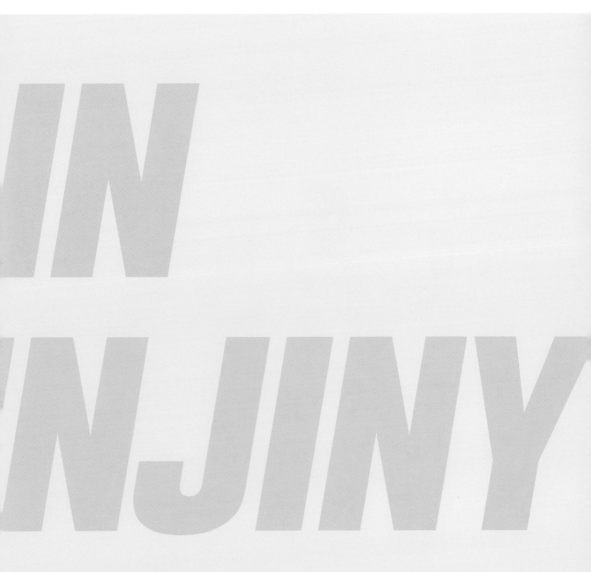

뒤로 팔 굽혀 펴기

팔 뒤쪽 삼두근을 자극시켜 출렁이는 팔뚝살을 탄탄하게 만들어
주어 팔 뒤쪽 라인을 정리하는 데 효과적인 동작이다. 손목에 무
리가 가지 않도록 동작 전후로 손목 스트레칭을 해주면 좋다.

운동 횟수
10회

운동 세트
3세트

TIP
승모근에 과한 긴장이 들
어가지 않도록 한다.

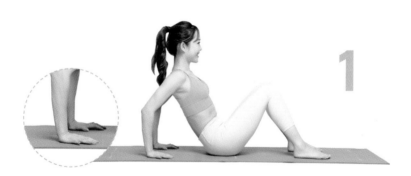

양 손끝이 엉덩이를 향하도록 하여
앉는다.

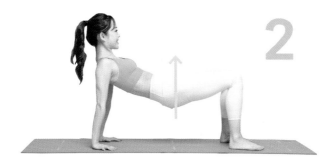

2

내쉬는 호흡에 팔꿈치를 천천히 펴며 엉
덩이를 든다.

TIP
손목에 무리가 오거나 팔
근력이 부족하다면 엉덩
이를 바닥에 놓는다.

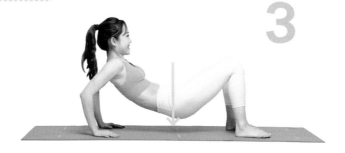

3

엉덩이 높이는 고정하고 마시는 호흡에
팔꿈치를 굽힌다.

옆으로 팔 굽혀 펴기

팔 뒤쪽 삼두근을 자극시키며 겨드랑이 주변 군살까지 정리해주는 동작이다. 팔뚝살과 겨드랑이살 제거에 효과적이다. 복부에 단단하게 힘을 주어 옆구리 자극까지 함께 가져가도록 하자. 손목에 무리가 가지 않도록 동작 전후로 손목 스트레칭을 해주면 좋다.

운동 횟수
좌우 10회씩

운동 세트
2세트

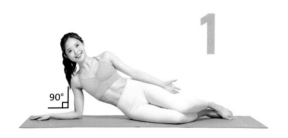

1

90°

다리를 옆으로 접어 앉고 오른쪽 팔꿈치
는 어깨 밑에 90도로 놓는다.

TIP
승모근에 과한 긴장이 들
어가지 않도록 한다.

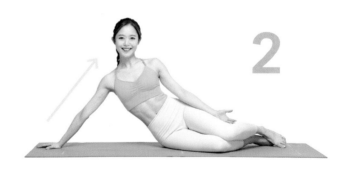

2

내쉬는 호흡에 손바닥으로 바닥을 밀어내
며 상체를 세워 올라온다. 겨드랑이를 끌
어내리는 느낌으로 마시는 호흡에 시작
자세로 돌아온다. 반대쪽도 동일하게 진
행한다.

코브라 자세

굽은 등을 펴주며 동시에 팔 아래쪽 처진 살을 정리해주는 동작이다. 허리에 무리가 가지 않게 복부와 엉덩이 힘 또한 필요로 한다. 팔 전체 힘을 사용할 수 있어 빠르게 팔뚝살 제거 효과를 보고 싶다면 열심히 따라 해보자.

운동 횟수
10회

운동 세트
3세트

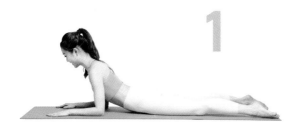

1

TIP
승모근에 과한 힘이 들어간다면 팔꿈치를 몸보다 멀리 둔다.

바닥에 엎드려 양팔은 몸통 옆에 두고 배가 닿은 채로 상체를 세운다.

TIP
손목에 무리가 가서는 안된다.

2

내쉬는 호흡에 어깨가 들리지 않을 만큼 손바닥과 팔꿈치로 바닥을 지그시 눌러 상체를 천천히 올린다. 마시는 호흡에 상체가 툭 떨어지지 않게 천천히 시작 자세로 돌아온다.

양팔 뒤에서 백조의 날갯짓하기

다양한 팔 근육을 사용하여 팔꿈치 관절을 부드럽게 만들어주는 동시에 팔 부피를 줄여주는 동작이다. 더 많은 등 근육 사용을 위해 몸통보다 뒤에서 동작이 이루어진다. 백조가 날갯짓하듯 양팔을 부드럽게 움직이며 동작을 진행해보자.

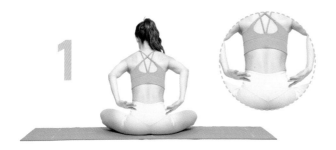

앉은 상태에서 손바닥이 하늘을 바라보게 하여 양팔을 몸보다 약간 뒤에 위치시킨다.

TIP
승모근에 힘이 들어갈 경우 팔 높이를 낮춘다.

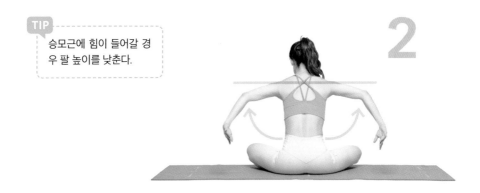

마시는 호흡에 어깨보다 낮게 양팔을 옆으로 든다.

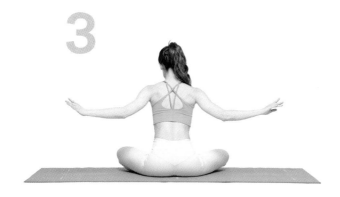

내쉬는 호흡에 팔꿈치를 약간 접는다.

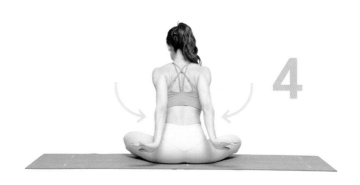

양팔을 몸 쪽으로 가져온다.

한국 무용 동작

한국 무용수처럼 가늘고 긴 팔 라인을 만드는 데 도움이 되는 동작이다. 경직되고 올라간 어깨를 내려주어 어깨 라인을 예쁘게 정리해준다.

운동 횟수
30회

운동 세트
3세트

TIP
승모근에 과한 힘이 들어
갈 경우 팔을 약간 벌린다.

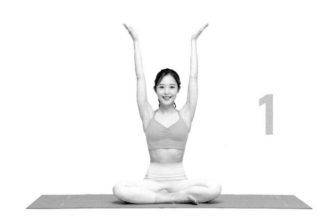

앉은 상태에서 손바닥을 마주보며 마시는 호흡에 손끝이 천장을 찌르듯 위로 올린다.

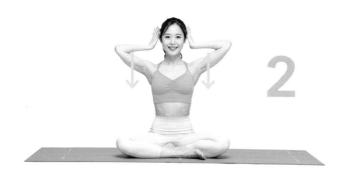

내쉬는 호흡에 귀 옆을 쓸어내리듯 손을
내린다.

TIP
팔을 밑으로 내릴 때 키가
커지는 느낌으로 목을 위
로 뻗는다.

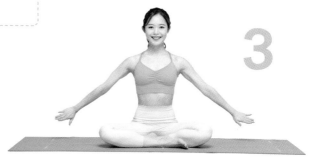

양팔을 몸통 옆까지 뻗는다.

147

바닥 밀어내며 널빤지 동작

직각 어깨를 만들어주는 동시에 팔 전체 근력에 도움이 되는 동작
이다. 난이도가 있는 전신 근력 운동 동작이기 때문에 손목이 약
한 사람이라면 주의해서 동작을 따라 하자.

운동 횟수
10회

운동 세트
3세트

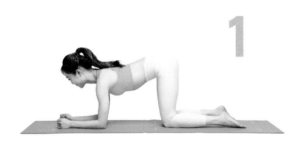

1

어깨 아래에 팔꿈치, 골반 아래에 무릎을
두어 기어가는 자세를 만든다.

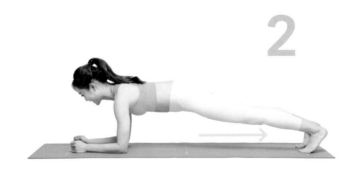

2

양발을 뒤로 뻗어 몸통을 길게 늘인다.

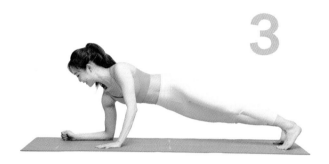

내쉬는 호흡에 한쪽 팔을 바닥에서 밀어
내며 편다.

TIP
팔을 펴낼 때 팔 근육 전
체를 사용한다.

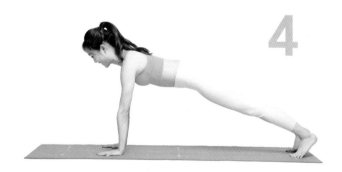

반대쪽 팔도 바닥에서 밀어내며 편다.

헤엄치기

뒤태 전체 라인을 정리해주는 동작이다. 동시에 척주기립근을 강화시켜 등 근육을 단단하게 만들어주는 동작이다.

운동 횟수
10회

운동 세트
5세트

1

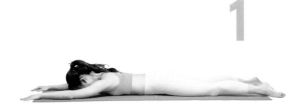

TIP
팔이 너무 많이 들리지 않도록 한다.

엎드린 상태에서 팔은 어깨 너비, 다리는 골반 너비로 벌린다.

TIP
허리가 과하게 꺾이지 않도록 복부 힘을 준다.

2

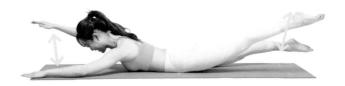

팔다리를 바닥에서 살짝 띄운 후 헤엄치듯 교차시키며 움직인다.

150

구름다리 만들기

평소 몸이 움츠러들어 있다면 뭉쳐 있는 가슴 앞쪽 근육을 늘려줄 수 있는 동작이다.

운동 시간
30초

운동 세트
2세트

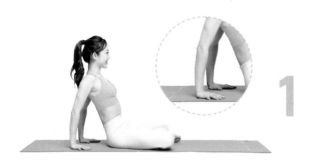

1

앉은 상태에서 손을 엉덩이보다 조금 뒤에 위치시키고, 손끝은 엉덩이를 향하도록 한다.

TIP
목이 꺾이지 않도록 신경 쓰며 등 뒤쪽 힘으로 바닥을 밀어낸다.

2

손바닥으로 바닥을 밀어내며 가슴을 활짝 연다. 시선은 15도 정도 위를 바라본다.

W 슈퍼맨

날개뼈 사이 근육을 강화시켜 말린 어깨와 굽은 등을 교정하는 데
효과적인 동작이다. 복부 힘을 필요로 하며, 천천히 호흡하며 동작
을 진행한다면 정확한 등 근육의 자극을 받을 수 있다.

TIP
어려운 난이도를 원한다
면 두 다리를 바닥에서 띄
운다.

1

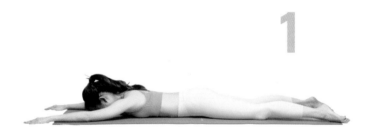

엎드린 상태에서 팔은 어깨 너비, 다리는
골반 너비로 벌린다.

2

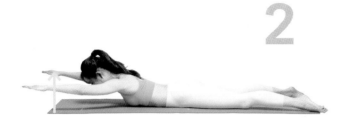

마시는 호흡에 상체를 조금 세우고, 시선
도 함께 올라온다.

TIP
허리가 과하게 꺾이지 않
도록 복부에 힘을 준다.

TIP
승모근에 과한 긴장이 들
어가지 않도록 한다.

3

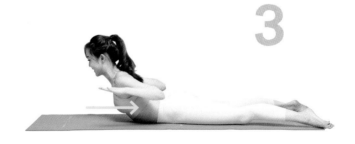

내쉬는 호흡에 팔꿈치를 뒤로 밀어내며
날개뼈를 조인다.

등 조이기

멀어진 날개뼈를 바르게 잡아 굽은 등을 열어주는 동작이다. 날개
뼈 사이 근육이 약화되어 있는 사람에게 효과적이다.

운동 횟수
30회

운동 세트
2세트

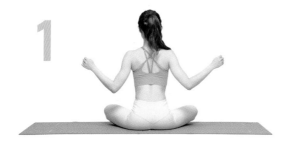

앉은 상태에서 팔꿈치를 접어 양팔을 몸
통보다 약간 뒤에 위치시킨다.

TIP
날개뼈 사이 근육이 수축
되는 느낌으로 조인다.

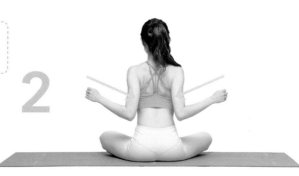

양팔을 몸 쪽으로 빠르게 붙이며 등과 날
개뼈 사이 근육이 수축되도록 조인다.

활 쏘기

날개뼈 사이 근육을 강화시켜 굽은 등을 펴주고 상체를 바르게 만드는 데 효과적인 동작이다.

운동 횟수
좌우 20회씩

운동 세트
2세트

1

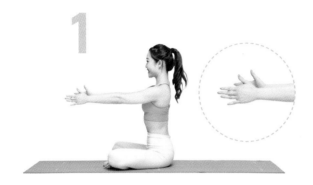

> **TIP**
> 어깨에 과한 긴장이 들어 간다면 팔 높이를 약간 낮춘다.

앉은 상태에서 양 손바닥이 마주보게 하여 마시는 호흡에 양팔을 앞으로 나란히 뻗는다.

2

> **TIP**
> 동작이 익숙해지면 속도를 높인다.

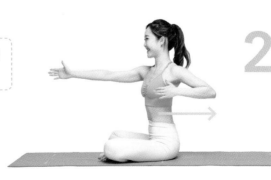

내쉬는 호흡에 몸통은 고정하고 활을 쏘듯 한쪽 팔꿈치를 접는다. 이어서 팔을 교차하며 반대쪽도 동일하게 진행한다.

기지개 켜며 움직이기

척추 사이사이에 있는 근육을 풀어주는 데 좋은 동작이다. 굽은 등을 여는 데 효과적이고, 동시에 팔 뒤쪽 근육까지 탄탄하게 만들어준다. 몸 전체에 오일을 발라놓았다고 상상하며 최대한 부드럽게 동작을 진행해보자. 손목이 약한 사람이라면 주의해서 동작을 따라 하자.

운동 횟수
10회

운동 세트
1세트

1

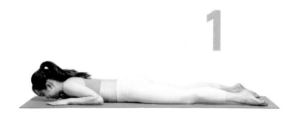

팔을 몸통 옆에 붙이고 손바닥은 얼굴과 같은 선상에 두고 엎드린다.

TIP
허리가 과하게 꺾이지 않도록 한다.

2

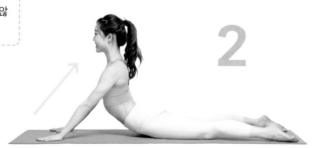

팔을 펴서 상체를 세운다.

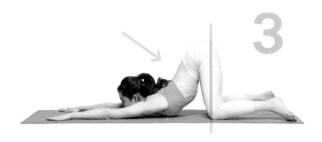

3

엉덩이를 뒤로 밀어 무릎 위에 위치시킨
다. 상체는 기지개 펴듯 아래로 내린다.

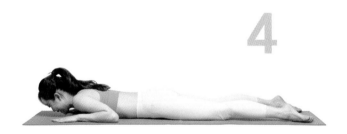

4

다시 체중을 앞으로 보내 배를 바
닥에 댄다.

골반 굴려 돌리기

복부 사선 근육인 복사근을 사용하는 동작으로 특히 하복부를 탄탄하게 만들어주는 효과가 있다. 허리가 꺾여 있거나 골반이 앞으로 기울어진 전방경사 체형에게 효과적인 동작이다. 허리 디스크가 있는 사람이라면 이 동작은 피한다.

운동 횟수
좌우 10회씩

운동 세트
2세트

TIP
팔을 뻗을 때 어깨가 들리지 않도록 한다.

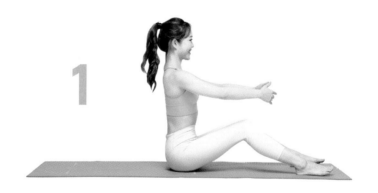

1

양쪽 엉덩이에 같은 체중을 싣고 무릎은 약간 접은 상태로 앉는다. 마시는 호흡에 등을 쭉 편다.

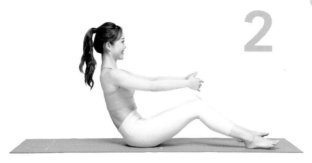

2

TIP 등이 과하게 굽혀지지 않도록 한다.

내쉬는 호흡에 골반을 둥글게 말아 약간 내려간다.

TIP 팔 동작을 바꾸거나 좌우를 한 번에 이어가도 좋다.

TIP 몸통을 회전할 때 골반은 고정한다.

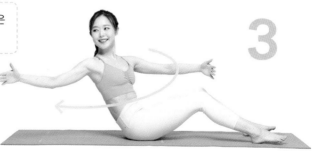

3

오른팔을 옆으로 뻗으며 몸통과 함께 회전한다. 마시는 호흡에 몸을 세운다. 이어서 반대쪽도 동일하게 진행한다.

엉덩이로 춤추기

복부 근력과 하체 힘을 동시에 잡을 수 있는 동작이다. 다리를 들고
버티려 할 때 복부 힘이 단단하게 자리 잡는 느낌을 받을 수 있다.
허리 디스크가 있는 사람이라면 이 동작은 피한다.

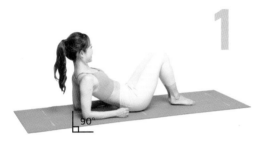

1

TIP 허리는 살짝 굽혀진 상태
로 진행하되 너무 많이 꺾
이지 않도록 한다.

양손은 살짝 주먹을 쥐고 팔꿈치는 어
깨밑에 90도로 놓아 두 다리를 붙여 앉
는다.

TIP 다리를 다 펴기 힘들다면
양 무릎을 접는다.

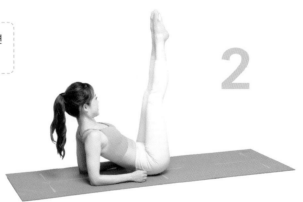

2

어깨 밑 근육에 단단히 힘을 준 뒤 다리를
위로 뻗는다.

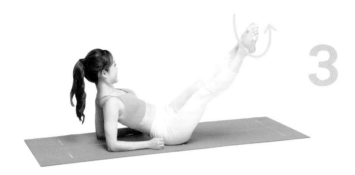

마시는 호흡에 발끝으로 반원을 그린다.

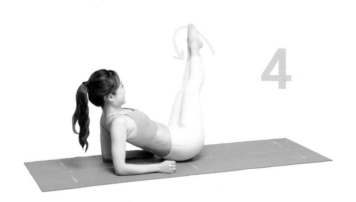

내쉬는 호흡에 반원을 그리며 동그라미를
완성한다. 반대 방향으로도 동일하게 진
행한다.

엉덩이 들어 올리기

하복부 고민을 날려버릴 수 있는 동작이다. 볼록한 올챙이배를 탄탄하고 납작하게 만들어주는 데 효과적이다. 목 디스크가 있거나 월경 중이라면 이 동작은 피한다.

운동 횟수
10회

운동 세트
3세트

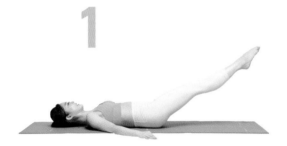

1

TIP
어깨에 과한 긴장이 들어 가지 않도록 한다.

하늘을 보고 누워 두 다리를 사선으로 길게 뻗는다.

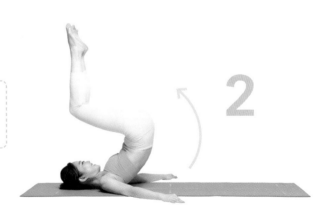

2

TIP
다리를 뒤로 넘길 때 최대한 반동을 이용하지 않는다.

내쉬는 호흡에 무릎을 접고 아랫배 힘으로 엉덩이를 들어 올린다.

물장구치기

두 다리를 빠르게 움직여 몸 전체에 유산소 운동을 한 것과 같은
효과를 볼 수 있는 동작이다. 복부 지방과 동시에 허벅지 지방까
지 태울 수 있다. 다리보다 복부의 힘을 단단히 주는 데 집중한다
면 출렁이는 뱃살을 잡을 수 있을 것이다.

운동 횟수
10회

운동 세트
10세트

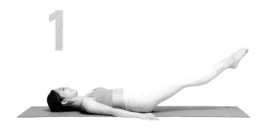

1

하늘을 바라보고 누워 두 다리를 사선으
로 길게 뻗는다.

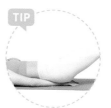

TIP

복부 힘이 약해 허리가
꺾인다면 양손을 엉덩
이 밑에 넣는다.

TIP

다리는 살짝씩 빠르게 움
직이며 내리되 허리가 아
프다면 조금 높게 든다.

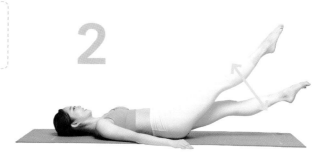

2

골반은 고정하고 헤엄치듯 다리를 위아래
로 교차시킨다.

발목에 손끝 닿기

상체를 좌우로 움직여 복부 사선 근육인 복사근을 강화시켜준다. 11자 복근을 선명하게 만들어줄 수 있는 복부 강화 동작이다. 옆구리를 조이는 느낌을 제대로 가져가는 것이 중요하다.

운동 횟수
좌우 10회씩

운동 세트
5세트

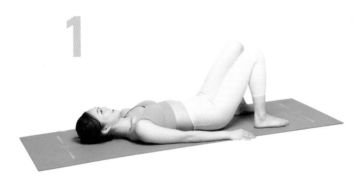

하늘을 바라보고 누워 다리는 골반 너비로 벌린 뒤 무릎을 세운다.

2

TIP 목이 과하게 움직이지 않
도록 한다.

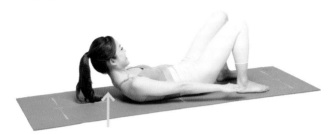

가슴 밑을 접는다는 느낌으로 상체 윗부
분을 든다.

3

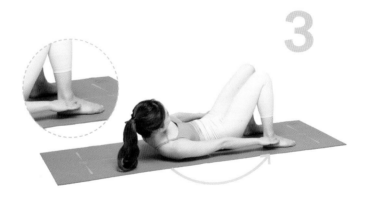

시선은 정면을 바라보며 내쉬는 호흡에
오른손 끝을 오른 발목 바깥쪽에 댄다. 이
어서 반대쪽도 동일하게 진행한다.

옆으로 권총 쏘기

내려가는 쪽 복부 근육을 수축시켜 옆구리를 잘록하게 만들어주
는 효과가 있는 동작이다. 정수리에서 분수가 뻗어나간다고 상상
하고 척추를 길게 늘이며 해당 동작을 진행해보자.

운동 횟수
좌우 20회씩

운동 세트
2세트

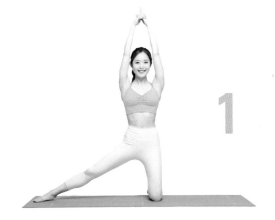

1

TIP
어깨가 들리지 않도록 한다.

무릎을 세워 오른다리는 옆으로 뻗고 양
팔은 위로 뻗는다.

TIP
골반은 움직이지 않게 좌우
골반 높이를 맞춘다.

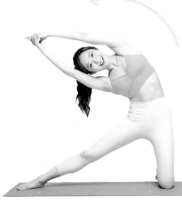

2

내쉬는 호흡에 하체는 고정, 오른쪽으
로 상체를 내린다. 마시는 호흡에 상체
를 세운다. 이어서 반대쪽도 동일하게
진행한다.

골반 벌려 무릎 굽히기

엉덩이 아래쪽 살을 애플힙으로 만드는 데 효과적인 동작이다. 엉덩이살을 위로 끌어올려주며 동시에 안쪽 허벅지살까지 정리할 수 있는 동작이다. 꿀단지 안에 빠졌다고 상상하며 끈적끈적하게 동작을 진행해보자.

운동 횟수
10회

운동 세트
3세트

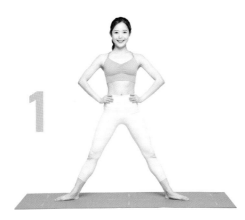

다리를 어깨 두 배 정도 너비로 벌려 무릎과 발끝이 바깥쪽을 바라보게 선다.

TIP
몸이 앞으로 숙여지지 않도록 한다. 이때 무릎이 발끝보다 안으로 말려서는 안 된다.

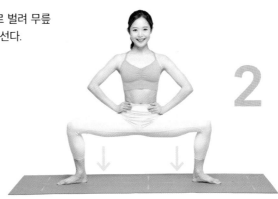

마시는 호흡에 무릎을 굽혀 허벅지와 바닥이 수평을 이룰 때까지 천천히 내려간다. 올라올 때 엉덩이를 조이는 느낌으로 무릎을 편다.

167

무지개 그리기

허벅지 뒤쪽 근육인 햄스트링을 탄탄하게 만들어 허벅지살을 정리해준다. 동시에 엉덩이 아래쪽 살을 위로 탄탄하게 끌어올리는 데 효과적인 동작이다. 자동차 와이퍼가 빗물을 닦아주듯 다리가 자동차 와이퍼라고 상상하며 동작을 진행해보자.

운동 횟수
좌우 10회씩

운동 세트
2세트

1

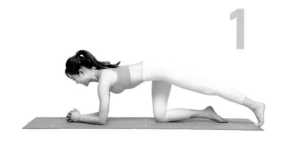

팔꿈치를 어깨 밑에 두고 엎드린다. 손은 깍지를 끼고 마시는 호흡에 왼다리를 뒤로 넓게 뻗는다.

TIP
승모근에 과한 긴장이 들어가지 않도록 한다.

2

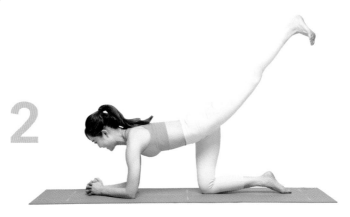

왼다리를 들고 발등은 정강이 쪽으로 당긴다.

TIP

허리로 움직이지 않는다.

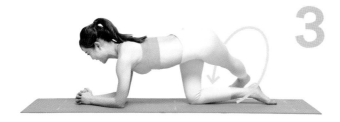

내쉬는 호흡에 왼다리를 오른다리 바
깥쪽에 가져다 댄다.

TIP

무지개를 그리듯 좌우로
다리를 크게 움직인다.
이때 다리가 바닥에 툭
떨어지지 않도록 한다.

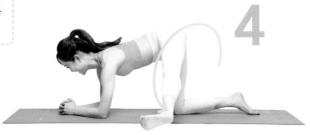

왼다리를 올린 뒤 내쉬는 호흡에 왼다리
바깥쪽에 가져다 댄다. 반대쪽도 동일하
게 진행한다.

엉덩이 위아래로 널빤지 동작

허벅지 뒤쪽 근육인 햄스트링을 탄탄하게 만들어 허벅지살을 정리하는 데 좋다. 동시에 엉덩이 아래쪽 살을 위로 탄탄하게 끌어올리는 데 효과적인 동작이다. 허벅지 뒤쪽 전체로 바람을 밀어낸다고 상상하며 동작을 진행해보자.

운동 횟수
좌우 30회씩

운동 세트
1세트

TIP
몸통은 고정하고 다리만
움직인다.

1

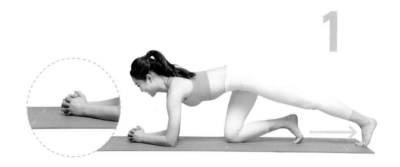

팔꿈치를 어깨 아래에 두고 엎드린다. 손
은 깍지를 끼고 왼다리를 뒤로 뻗는다.

TIP
팔꿈치로 단단하게 바닥을
밀어내는 힘을 유지한다.

2

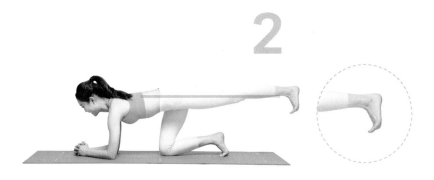

마시는 호흡에 왼다리와 몸통이 직선이
되게 한다. 발등은 정강이 쪽으로 당긴다.

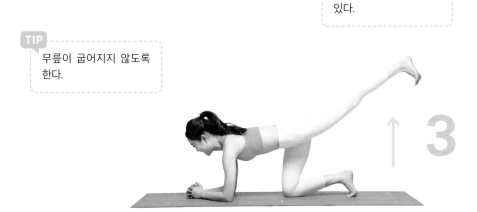

3

내쉬는 호흡에 다리를 위로 올린다. 올렸
다 내렸다를 30회 반복한 후 반대쪽도 동
일하게 진행한다.

다이아몬드 들어 올리기

힙딥을 막을 수 있는 바깥 엉덩이 근육 강화 동작이다. 발레리나
들이 자주 쓰는 발 포지션인 턴아웃 상태에서 엉덩이 근육을 조
여주기 때문에 처진 엉덩이를 높이는 데 더욱 효과적이다. 엉덩이
주변 근육이 어떻게 수축하는지 그 느낌을 인지하며 동작을 진행
해보자.

운동 횟수
10회

운동 세트
3세트

1

TIP
목과 어깨 주변에 과한 긴장
이 들어가지 않도록 한다.

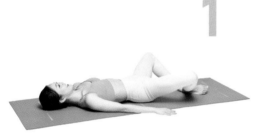

하늘을 바라보고 누워 발등은 정강이 쪽
으로 당기고, 무릎은 접어 밖으로 향한다.
양손은 넓게 바닥을 짚는다.

TIP
허리가 꺾이지 않도록 한다.

2

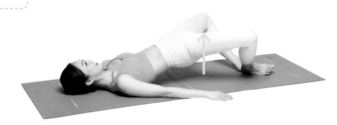

엉덩이를 바닥에서 띄운다.

중둔근 강화 동작

엉덩이 옆쪽 중둔근이라는 근육을 사용하여 엉덩이 옆쪽 살과 골반 라인을 정리해주는 동작이다.

운동 횟수
좌우 10회씩

운동 세트
2세트

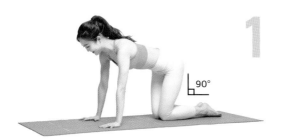

어깨 아래에 손, 골반 아래에 무릎을
90도로 접어 기어가는 자세를 만든다.

TIP
몸통이 무너지지 않도록
한다.

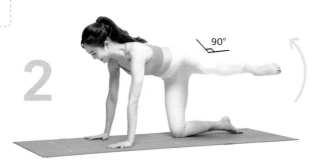

내쉬는 호흡에 오른다리는 90도를 유지
하며 옆으로 든다. 발끝이 무릎보다 높지
않게 다리를 올렸다 내린다. 반대쪽도 동
일하게 진행한다.

엉덩이 열고 무릎 열기

엉덩이 옆과 뒷부분 그리고 허벅지 안쪽 살까지 제거해주는 데 효과적인 동작이다.

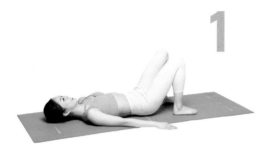

하늘을 바라보고 누워 무릎을 세우고, 다리는 골반 너비로 벌린다.

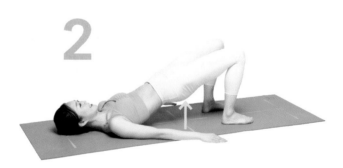

내쉬는 호흡에 엉덩이를 들어 올린다.

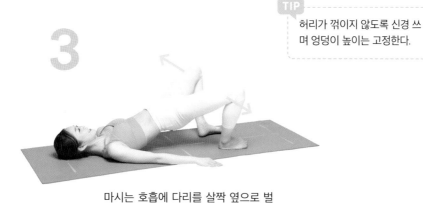

3

TIP
허리가 꺾이지 않도록 신경 쓰
며 엉덩이 높이는 고정한다.

마시는 호흡에 다리를 살짝 옆으로 벌
린다.

TIP
엉덩이 근육에 집중하려
면 발목을 무릎 밑에 놓
는다. 발목이 무릎보다 앞
에 위치하면 허벅지 뒤쪽
에 더 많은 자극이 간다.

4

내쉬는 호흡에 다리를 모은다.

한 다리 올리기

안쪽 허벅지 군살을 제거해주는 데 효과적인 동작이다. 허벅지 안쪽으로 무거운 물건을 들어 올린다고 상상하며 동작을 진행해 보자.

운동 횟수
좌우 10회씩

운동 세트
3세트

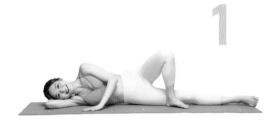

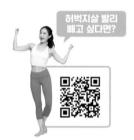

허벅지살 빨리 빼고 싶다면?

옆으로 누워 왼다리 무릎을 굽혀 오른쪽 허벅지 앞에 세운다.

TIP
몸통이 무너지지 않게 복부에 단단한 힘을 유지한다.

TIP
다리를 바닥에 내릴 때 힘을 확 풀지 않는다.

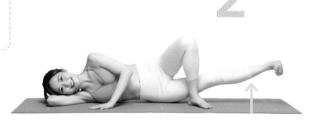

내쉬는 호흡에 오른다리가 골반보다 앞으로 나오지 않게 바닥에서 올린다. 마시는 호흡에 다리를 내린다. 반대쪽도 동일하게 진행한다.

다리 교차하기

안쪽 허벅지 내전근을 사용하여 다리를 들어 올려주는 동작이다. 두 다리를 교차하며 안쪽 허벅지 근육인 내전근을 강화할 수 있다. 자극을 충분히 느끼며 동작을 진행해보자.

운동 횟수
10회

운동 세트
3세트

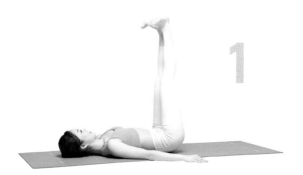

TIP
무릎을 다 펴기 힘들다면
무릎을 약간 굽힌다.

누운 상태에서 두 다리를 천장 위로 뻗고,
발등은 정강이 쪽으로 당긴다.

TIP
허리가 꺾이지 않도록 한다.

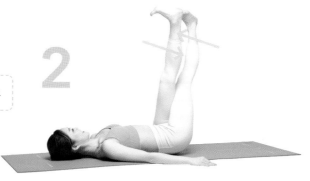

두 다리를 가능한 만큼 옆으로 벌려 좌우
로 교차시킨다.

한 다리 원 그리기

굳어 있는 고관절을 풀어주며 동시에 안쪽 허벅지 근육을 사용하여 다리로 원을 그려주는 동작이다. 원의 크기에 따라 동작의 난이도를 조절할 수 있다.

운동 횟수
좌우 10회씩

운동 세트
1세트

TIP
발목의 모양이 변하지 않도록 발목에 힘을 뺀다.

1

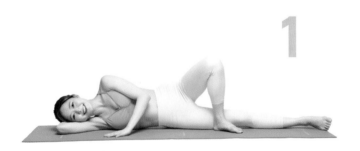

옆으로 누워 왼쪽 무릎을 오른쪽 허벅지 앞에 세운다.

2

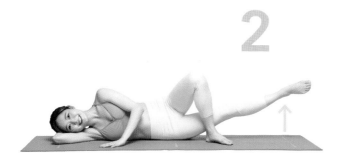

내쉬는 호흡에 오른다리를 든다.

3

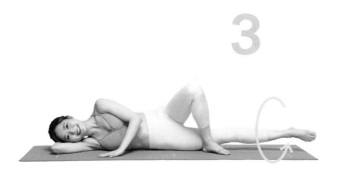

발끝을 이용해 시계 방향으로 동그란 원
을 그린다. 시계 반대 방향으로도 원을 그
린 후 반대쪽 다리도 동일하게 진행한다.

다리 길게 차기

다리의 전체적인 체지방을 정리하며 다리 라인을 매끈하게 만들어준다. 서서 하는 발레 바뜨망 동작을 모티브로 만들어진 동작이다. 앞 동작, 옆 동작, 뒤 동작으로 진행할 수 있으며, 다리가 가벼운 깃털이라고 상상하며 동작을 진행해보자.

운동 횟수
좌우 10회씩

운동 세트
1세트

기본 동작

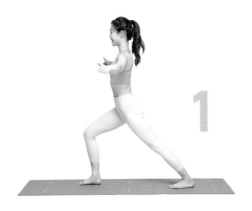

양팔을 옆으로 벌린 채 서서 오른 무릎은 살짝 굽히고 왼다리는 뒤로 뻗는다.

TIP
다리를 찰 때 몸통이 최대한 굽어지지 않도록 한다.

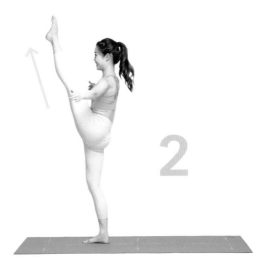

내쉬는 호흡과 함께 공을 차내듯 다리를 앞으로 힘껏 찬다.

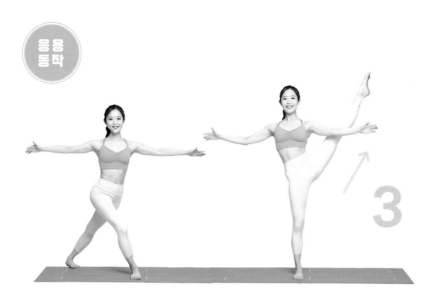

응용
동작

내쉬는 호흡과 함께 다리를 옆으로 힘껏
찬다.

3

TIP
어려운 난이도를 원한다면
응용 동작까지 이어서 진행
한다.

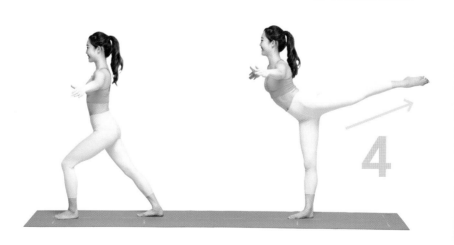

내쉬는 호흡과 함께 다리를 뒤로 힘껏
찬다.

4

누워서 반달 그리기

다리를 천장 위로 올려 반달을 그리듯이 다리를 움직인다. 안쪽 허벅지살을 제거해주는 데 효과적이다. 반달을 그린다고 상상하며 동작을 진행해보자.

운동 횟수
좌우 30회씩

운동 세트
1세트

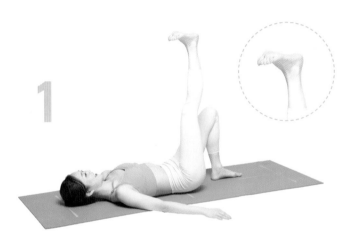

하늘을 바라보고 누워 왼쪽 무릎은 세우고 오른다리는 위로 뻗는다. 발등은 정강이 쪽으로 당긴다.

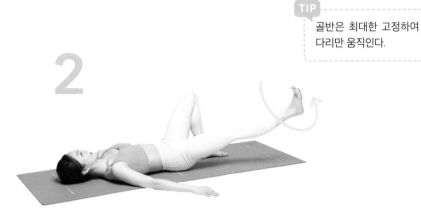

TIP 골반은 최대한 고정하여 다리만 움직인다.

2

오른 뒤꿈치를 이용해 시계 방향으로 반 원을 그리듯 내린다.

TIP 몸통이 심하게 흔들리지 않도록 한다.

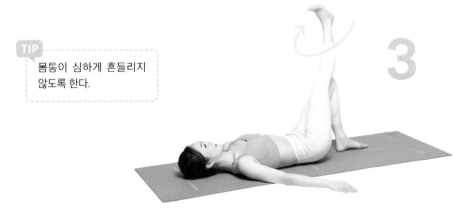

3

시계 반대 방향으로 다리를 올리며 제자 리로 돌아온다. 동작을 30회 반복한 후 반대쪽도 동일하게 진행한다.

한 다리 접고 무릎 접기

뒷벅지 햄스트링을 자극하여 안쪽 허벅지를 탄탄하게 만들어주는
동작이다. 전체 다리 라인을 탄탄하게 만들어준다.

운동 횟수
좌우 10회씩

운동 세트
1세트

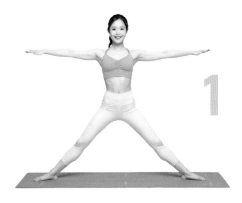

TIP
발끝과 무릎은 같은 방향
을 향하며 무릎이 발끝보
다 밖으로 나가지 않도록
한다.

발끝은 바깥쪽 45도로 향하고 다리 너비
는 골반 세 배 정도로 벌리고 선다. 양팔
은 옆으로 길게 뻗는다.

TIP
엉덩이가 뒤로 빠지지 않
도록 한다.

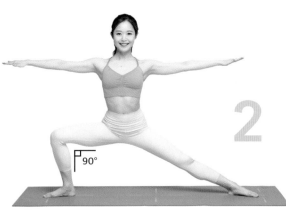

90°

오른 무릎을 굽혀 발목과 무릎이 90도가
되도록 한다. 발바닥으로 바닥을 무겁게 밀
어내는 느낌으로 무릎을 펴며 시작 자세로
돌아온다. 반대쪽도 동일하게 진행한다.

다리 털어내기

모세혈관을 진동시켜 피로 회복과 신진대사를 활발하게 도와주는 동작이다. 혈액순환을 원활하게 하며 종아리 부종을 완화시켜주는 데 효과가 있다. 팔다리가 가볍다고 상상하며 팔다리를 탈탈 털어준다.

운동 시간
10초

운동 세트
3세트

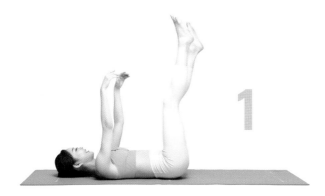

팔다리를 위로 든다.

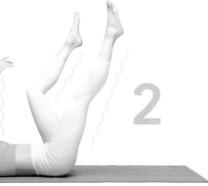

몸에 힘을 뺀 상태로 팔다리를 탈탈 턴다. 마지막에 팔다리를 바닥에 던지듯 내려놓는다.

누워서 종아리 당기기

허벅지 뒤쪽 햄스트링 근육과 종아리 근육을 스트레칭해주는 동작이다. 다리 전체의 혈액 순환을 도와주며 다리 라인을 매끈하게 만드는 데 효과적이다. 하체 운동 전후로 진행하면 좋다.

운동 시간
좌우 1분씩

운동 세트
1세트

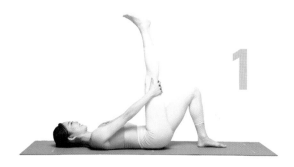

1

TIP
어깨에 과한 긴장이 들어가지 않도록 한다.

하늘을 바라보고 누워 오른다리를 천장 위로 올린 뒤 양손으로 잡는다. 다리를 다 펴기 힘들다면 무릎을 굽혔다 폈다 반복한다.

TIP
손으로 다리를 잡기 힘들다면 수건을 사용하여 발끝을 감싼다.

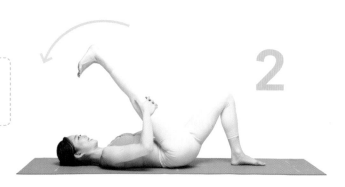

2

오른 발등을 정강이 쪽으로 당긴 뒤, 상체가 딸려 가지 않게 다리를 서서히 몸 쪽으로 당긴다.

계단이나 문턱에서 하는 스트레칭

계단이나 문턱에 선 상태에서 뒤꿈치가 밑으로 내려갈 수 있게
하여 지그시 눌러 스트레칭해준다. 집에 문턱이 있다면 일어나자
마자 혹은 자기 전에 습관적으로 이 스트레칭을 진행해보자.

운동 시간
좌우 1분씩

운동 세트
1세트

TIP
발이 미끄러지지 않게 주의
한다.

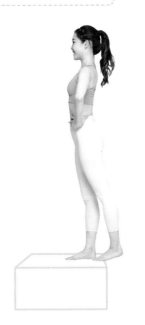

문턱이나 계단에 선 상태에서 왼발
을 뒤로 반 보 내민다.

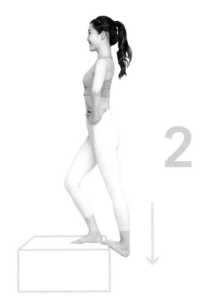

왼 뒤꿈치가 바닥에 가까워질 수 있
도록 낮춘다. 반대쪽도 동일하게 진
행한다.

TIP
중심을 잡기 어렵다면 벽에
손을 대고 진행한다.

187

종아리 마사지

종아리 근육에는 두 갈래로 나누어진 비복근이라는 근육과 길게 뻗어 있는 가자미근이라는 근육이 있다. 이 두 근육을 집중적으로 마사지하여 뭉쳐 있는 근육을 풀어준다. 깊은 종아리 근육까지 풀어줄 수 있는 마사지 동작으로 스트레칭 전에 마사지를 충분히 해주면 효과가 더욱 크다.

운동 시간
좌우 1분씩

운동 세트
1세트

TIP
너무 세게 진행하지 않는다.

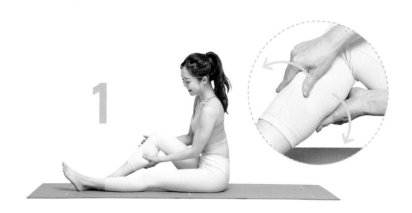

양손으로 종아리를 잡아 엄지손가락으로 종아리 한가운데를 누른다. 종아리를 양 옆으로 가르듯 안에서 바깥으로 밀어내며 마사지한다.

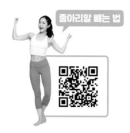

종아리알 빼는 법

확실하게 살을 빼기 위해서 나에게 맞는 부위별 운동을 해보세요.
3일 만에 나타나는 효과를 눈으로 확인하세요.

날짜	시간	팔뚝	등	배	엉덩이	허벅지	종아리

하루 5천 보도 걷지 못한
당신을 위한 저녁 운동

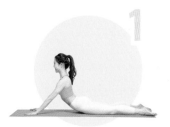

코브라 자세
143P

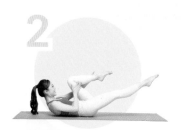

한 다리 뻗기
098P

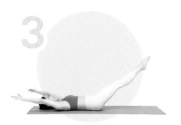

두 다리 뻗기
100P

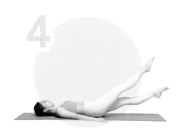

물장구치기
163P

장시간 앉아서 업무하는 시간이 길다면? 업무를 마치고 집에 와서도 누워만
있다면? 이 루틴에 더욱 집중하도록 하자! 전신을 모두 사용해주는 동작들을
통하여 다이어트는 물론 몸의 에너지도 되찾아줄 것이다.

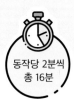

동작당 2분씩
총 16분

8

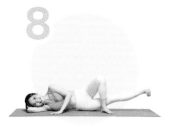

한 다리 올리기
176P

7

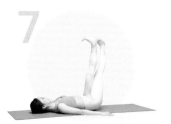

다리 교차하기
177P

5

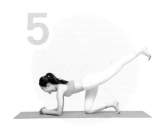

엉덩이 위아래로 날반지 동작
170P

6

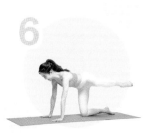

중둔근 강화 동작
173P

폭식 후유증을 털어버릴
당신을 위한 주말 운동

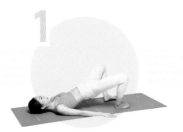

엉덩이 열고 무릎 열기
174P

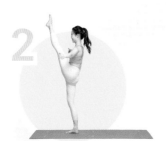

다리 길게 차기
180P

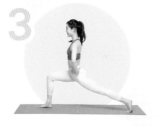

전사 자세
120P

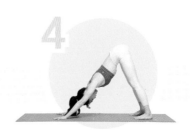

전상 자세
121P

폭식으로 인한 후폭풍이 두렵다면 이 루틴을 진행해보자. 움직임이 큰 동작들
위주로 동작을 진행하면서 먹은 만큼의 칼로리를 모두 소모하도록 하자.

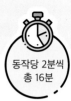

동작당 2분씩
총 16분

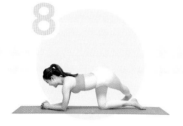

무지개 그리기
168P

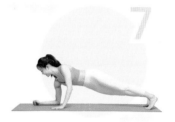

바닥 밀어내며 널빤지 동작
148P

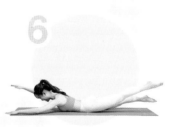

헤엄치기
150P

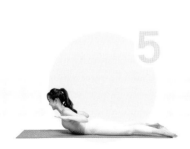

W 슈퍼맨
152P

Q 치팅데이를 가져도 될까요?

열심히 운동한 우리! 치팅데이를 즐기도록 해요.

하지만 그간 정말 먹고 싶었던 음식을 먹되 절대 폭식으로 빠지지 않게 주의해야 해요. 치팅데이라 해서 그동안 참아왔던 식욕을 폭발시켜버린다면 위가 놀라 소화 기능이 떨어질뿐더러 열심히 해왔던 식이 조절도 모두 물거품이 될 가능성이 커요. 내게 주어진 권장 칼로리 안에서 음식을 먹는다면 치킨을 먹어도 되고, 피자를 먹어도 됩니다. 그것 말고도 나의 코끝을 자극하던 어떤 음식도 괜찮아요.

안 된다고 하면 더 하고 싶지 않나요? 오히려 '치킨 안 돼.', '피자 안 돼.'라고 식욕을 너무 억누르면 먹고 싶은 마음이 더 커질 거예요. 폭식하지 않는다는 가정 하에 오늘도 건강하게 운동한 나에게 치팅데이를 허락해주세요.

한 가지 팁이라면 가능한 밀가루나 튀김류보다는 적당량의 칼로리와 탄수화물을 먹도록 해요. 주위를 둘러보면 건강하면서도 맛있는 음식이 꽤 많답니다.

Q 디스크 환자인데 운동을 진행해도 되나요?

많은 의사 선생님과 운동 전문가들이 디스크 환자에게 '코어 근육 강화 운동을 하세요.'라고 말해요.

그러나 부지런히 코어 운동을 하는 사람들이 많지 않죠. 대부분 약물 치료에만 의존하거나 운동을 게을리 하는 경우가 많아요. 운동 없이 디스크를 없앨 수 있다면 좋겠지만, 디스크 환자에게 코어 운동은 주사나 약물 치료보다 더 중요하답니다.

디스크 환자에게 화려하고 역동적인 동작은 불필요해요. 복부와 척추, 등의 모양이 변하지 않게끔 안정적으로 수축시킨 뒤 팔다리를 움직일 수 있는 정적인 동작들을 진행해야 좋습니다.

또한 척추가 말리면 디스크가 더 잘 튀어나올 수 있는 모양으로 만들어지니 등을 둥글게 말거나 허리가 둥글게 굽히는 위험한 동작은 피해야 해요. 반대로 상체를 뒤로 젖히거나 척추를 바른 정렬로 지키며 진행하는 동작들은 도움이 된답니다.

무엇보다 금기 동작을 정확하게 알고 내게 필요한 코어 운동을 위주로 진행한다면 디스크를 완화시키는 데 도움이 될 거예요. 그러나 걸어 다니기에도 힘이 들거나 일상생활이 힘든 상태라면 운동 전에 반드시 전문가와 먼저 상담을 받아보도록 해요.

Q 요가와 필라테스 중 뭘 해야 할까요?

요가와 필라테스를 같은 운동이라 착각하는 분들이 많아요. 그러나 요가와 필라테스는 전혀 다른 분야예요.

요가는 운동보다는 '수련'에 가까운 개념으로 봐요. 심신 안정에 효과적이며, 더불어 근육의 선을 길고 가늘게 만들어준다는 장점이 있어요. 같은 요가라 하더라도 아쉬탕가 요가, 빈야사, 힐링 요가 등 종류가 여러 가지예요. 각각 운동 강도나 스타일이 다르답니다.

이에 반해 필라테스는 요가와는 다르게 체계적인 '운동법'에 가까워요. 겉근육이 아닌 속근육을 단련시켜 체형 교정이나 다이어트에 아주 효과적이랍니다. 그렇다보니 요가보다 개인 레슨에 좀 더 특화되어 있어요.

만약 요가와 필라테스 중 뭘 해야 할지 고민이라면 한 번씩 수업을 체험해보는 걸 추천드려요. 유튜브에서 요가나 필라테스 콘텐츠를 쉽게 찾아볼 수 있으니 직접 센터에 방문하는 게 어렵다면 간접적으로라도 한 번씩 체험 후 자신에게 맞는 것을 선택하세요.

Q 요가 매트는 몇 밀리미터(mm)가 적당한가요?

요가를 할 때와 필라테스를 할 때 추천하는 매트가 달라져요.

요가 매트를 판매하는 브랜드가 많아지고, 그 안에서도 두께는 물론 소재도 워낙 다양해지다 보니 요가 매트를 구매하는 데에도 애를 먹게 되죠. 더욱이 요가 매트를 처음 구매하는 경우에는 고민이 더 깊어지게 돼요.

요가를 더 집중적으로 할 거라면 손으로 바닥을 짚거나 서서 하는 동작이 많기 때문에 6~6.5밀리미터 정도의 너무 두껍지 않은 두께의 매트를 추천드려요. 반대로 필라테스를 더 집중적으로 할 거라면 요가와 다르게 앉아서 하는 동작이 많기 때문에 앞서 말한 매트보다 조금 두꺼운 16밀리미터 정도의 매트를 추천드려요.

만약 요가와 필라테스를 모두 겸할 생각이라면, 평소 손목이 아픈 분의 경우 6.5밀리미터 정도 두께의 얇은 매트를, 평소 꼬리뼈가 아픈 분의 경우 16밀리미터 정도 두께의 매트를 권해드려요.

· · · · · ·
비타민신지니의 하는 만큼 빠지는
비타 파워 다이어트

펴낸날 초판 1쇄 2020년 11월 25일

지은이 신지은

펴낸이 강진수
편집팀 김은숙, 김도연
디자인 임수현

사 진 헬로스튜디오 조은선 실장 (www.sthello.com)

인 쇄 삼립인쇄(주)

펴낸곳 (주)북스고 **출판등록** 제2017-000136호 2017년 11월 23일
주 소 서울시 중구 서소문로 116 유원빌딩 1511호
전 화 (02) 6403-0042 **팩 스** (02) 6499-1053

© 신지은, 2020

ISBN 979-11-89612-81-8 13510

이 도서의 국립중앙도서관 출판예정도서목록(CIP)은 서지정보유통지원시스템 홈페이지(http://seoji.nl.go.kr)와
국가자료종합목록시스템(http://kolis-net.nl.go.kr)에서 이용하실 수 있습니다. (CIP제어번호 : CIP2020047254)

책 출간을 원하시는 분은 이메일 booksgo@naver.com로 간단한 개요와 취지, 연락처 등을 보내주세요.
Booksgo 는 건강하고 행복한 삶을 위한 가치 있는 콘텐츠를 만듭니다.